U0295427

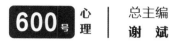

600号 心理 ｜ 总主编
谢 斌

青少年抑郁
照护者指南

主 编 范娟
副主编 乔颖 钱昀

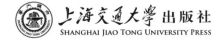

上海交通大学出版社
SHANGHAI JIAO TONG UNIVERSITY PRESS

内容提要

本书是上海市精神卫生中心临床专家写给青少年抑郁照护者的指导手册。全书包含四大板块：青少年抑郁相关的知识（知识篇）、常见的照护问题及基本的照护技能（技能篇）、治疗和日常健康管理（治疗篇）、照护者的自我照料（自助篇），并在附录部分收录了可供照护者寻求帮助的服务资源和日常维护心理健康的练习，希望本书可以陪伴青少年抑郁照护者们共渡困境，拥抱更好的明天。

图书在版编目（CIP）数据

青少年抑郁照护者指南 / 范娟主编；乔颖, 钱昀副主编. -- 上海：上海交通大学出版社, 2024.7（2024.11重印）
（"600号心理"系列丛书 / 谢斌总主编）
ISBN 978-7-313-30703-3

I.①青… II.①范… ②乔… ③钱… III.①青少年—抑郁症—治疗 IV.①R749.405

中国国家版本馆CIP数据核字（2024）第095609号

青少年抑郁照护者指南
QINGSHAONIAN YIYU ZHAOHUZHE ZHINAN

主　　编：范娟	副 主 编：乔颖 钱昀
出版发行：上海交通大学出版社	地　　址：上海市番禺路951号
邮政编码：200030	电　　话：021-64071208
印　　制：上海盛通时代印刷有限公司	经　　销：全国新华书店
开　　本：880 mm × 1230 mm　1/32	印　　张：11
字　　数：207千字	
版　　次：2024年7月第1版	印　　次：2024年11月第2次印刷
书　　号：ISBN 978-7-313-30703-3	
定　　价：68.00元	

序

小孩子才做选择题，成年人不做选择题……豪气的背后其实透着某种无奈：有时实在是没得选。比如照护抑郁的青少年——而这个孩子正是自己的亲闺女/亲儿子。

如今，为人父母的我们"巧遇"这种没得选处境的概率正在快速提升。与10年前甚至是5年前相比，全球范围内的青少年如今正在经历更为严重的心理健康危机。例如，在美国，2019年约五分之一的在校学生认真考虑过自杀，2021年44%的高中生报告说自己在过去一年中经历了持续的悲伤或绝望感。世界卫生组织（WHO）2022年出版的《世界精神卫生报告》指出，仅在新冠疫情第一年（2020年），全球抑郁症和焦虑症患者就分别增加了28%和26%，其中年轻人的患病率高于成年人。在中国，6～16岁孩子中各类心理障碍的患病率达17.5%，青少年群体中抑郁情绪的筛出率达到了24.6%。

或许冷冰冰的数字对我们大多数"正常人"来说并无特别感受。但对于每一个经历着或者经历过抑郁等心理健康危机的孩子以及他们的亲人来说，这些数字落在他们身上，就是100%，是难以忘却之痛！

随着全社会对青少年心理健康的重视程度日益提升，有关青少年抑郁的科普内容也在近些年涌现。我们只要稍加用心，就能找到大量相关资料和信息。然而大家常常遗忘甚至压根没想到的是，当青少年出现抑郁等严重心理问题时，发生的并不只是一场危机，而是两场危机：除了青少年本人外，他们的家人或其他照护者在试图应对这种情况的过程中，也在经历着危机。

为了应对这两场同步发生的危机，孩子及其家庭，或者患病孩子的其他照护者（比如亲戚、朋友、老师、同伴）必须都参与到防治计划中来，与专业人员一道找出情绪障碍的原因，并进行科学有效的应对和干预，同时强化未来应对这类问题的技能和支持系统。

轻松地说说"每个患病的孩子背后，都有一个患病的家庭"，或者简单粗暴地将病因归于"原生家庭"，虽然即刻冲击力很强，但并不完全具备科学性和说服力。青少年抑郁与其他许多心理行为问题一样，是生物、心理、社会等诸多方面因素综合作用的结果。其实很多家长也在痛苦中挣扎，感到困惑和自责。理性的做法是要让他们树立信心、提升能力，同时也要让他们认识到，家庭内部功能的缺陷，比如沟通困难、不健康的应对技巧、家庭结构和组织不完整、家庭成员之间关系紧张，以及对疾病的偏见和病耻感等，都会影响青少年管理情绪和寻求支持的能力。在帮助青少年摆脱抑郁等问题的过程中，对照护者、整个家庭给予支持，与让青少年及时得到专业治疗同等重要，长远来看甚至比单纯的治疗更加重要。

此外我们还不得不面对的是，父母等照护者在照护青少年期孩子时的需求、困境和所面临的挑战，与照护幼儿期孩子时的完全不同。因此即便我们过去已有丰富的经验和应对技能，当孩子进入青少年期阶段后，也可能就完全失效了，需要重新学习、补课。

《青少年抑郁照护者指南》是上海几乎家喻户晓的精神卫生专业机构——作为国家精神疾病医学中心的上海市精神卫生中心（市民调侃地称作"我们的宛平南路600号"）青少年心理健康团队的最新力作，它属于"600号心理"系列这个"大家庭"，也沿袭着其一以贯之的专业、轻松、友好、实用等风格。编写过程中，无论是作者团队还是出版社编辑团队，都感受到了需要让其兼具专业性、可读性和可操作性的极大挑战。此外，腾讯公益慈善基金会也对本书的编写出版给予了倾力支持。在参与此项工作的几个团队一轮又一轮的完善之下，最终还是较为满意地奉出了你眼前的这本小书。

这本书可以视为替困惑中的家长、教师等抑郁青少年照护者释疑解惑的一位"心理师朋友"，也可以作为刚踏入青少年心理障碍诊疗领域的医护新人的指导手册。从提升心理健康素养、增进自身和家人心理健康的角度，相信作为普通大众的每一位读者，无论是成年人还是孩子，也都能从中获得有益的知识和实用的技能，并能在读后受到某些启发。

因为编写团队的初心，源自我们自己也都是"孩子的家长/照护者"。

谢　斌

上海市精神卫生中心主任医师

上海交通大学心理学博士生导师

中华预防医学会精神卫生分会主任委员

中国心理卫生协会监事长

目 录

3 ● 治疗篇 / 181

4 ● 自助篇 / 273

附 录 / 309

参考文献 / 336

1 | 知识篇

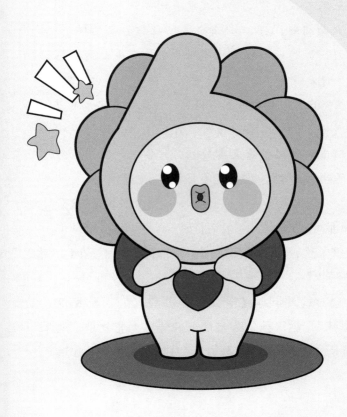

什么是青少年抑郁？

在儿童青少年心理门诊，一位母亲进门就问："医生，你看看我儿子生病了吗？是不是抑郁了？"男孩坐在椅子上，看起来满不在乎："我觉得我没有问题，但我爸妈觉得我有很大的问题。"说着还耸耸肩，故作轻松的样子。妈妈解释说，男孩本来成绩还不错，忽然有一天就不愿去学校了，说是身体不舒服，可查了一圈也查不出问题。之后在家里整日打游戏，晚上不睡觉，白天不愿起，不出门也不跟其他人联系。爸爸平时工作忙不怎么管，现在天天在家盯着他。父子每天都要吵，可吵了也没用，男孩"吃了秤砣铁了心"，就是不肯上学。

"什么是抑郁？""不开心就是抑郁吗？""青少年会得抑郁症吗？""我的孩子是否得了抑郁症？""得抑郁症是不是因为太脆弱，不够坚强？"

很多家长会对这些问题感到疑惑，因为人们大都相信"少年不识愁滋味"，觉得孩子哪有什么抑郁，无非就是"强说愁"，他们就是"不开心""不努力""内向"甚至只是"矫情""懒"而已。

但事实上，抑郁情绪，甚至达到临床意义的病理性的抑郁，在包括儿童青少年在内的任何一个年龄阶段都可能出现。在20世纪70年代之前，大家普遍认为未成年人患抑郁症是不可能的，因为儿童青少年的自我意识还未完全形成，情感发展和认知技能的发展也有限，没有能力把很多外部的负面情绪内化成自己的情绪，无法体验抑郁。在很长一段时间里，学者认为青少年抑郁是其发育过程中的一种表现，可视为"青春期躁动"。但随着对儿童青少年抑郁研究的深入，人们逐渐发现抑郁是儿童青少年中较常见的情绪问题，尤其在对成年人抑郁的回顾调查中发现，大多数患者首发抑郁是在青少年期。

另外，抑郁的青少年不一定表现出情绪低落等抑郁症的典型症状，而是表现为情绪烦躁、容易发脾气、上课注意力不集中、学习效率低下、无法完成学习任务、动力不足，甚至不愿上学等。作为家长和学校老师，当看到孩子表现出消极的行为和情绪时，不应该把这些问题简单定性为不爱学习、逃避困难，认为孩子是懒惰、意志力薄弱或青春期叛逆，而忽视了背后的情绪和心理问题，以至于无法及时了解孩子内心的痛苦及困扰。因此，作为抑郁孩子的照护者——家长、老师、朋友……我们都需要从认识"青少年抑郁"这个概念开始，通过阅读和实践本指南，更科学、有效地帮助身边那个痛苦、无助的孩子。

（一）抑郁情绪不等于抑郁症

抑郁情绪是一种阶段性的情绪反应或情绪感受，表现为忧郁、情绪低落、精力下降、感到绝望等。当青少年陷入抑郁情绪时，会对运动、交际、课外活动，甚至曾喜爱的活动和课程（学科）失去兴趣。他们也难以像过去一样从看电影、听音乐或其他业余爱好中获得快乐。陷入抑郁情绪的孩子常自诉"明知道是该高兴的，可就是高兴不起来""以前感兴趣的东西，现在都觉得没意思了""想哭却哭不出来"，在外人看起来，似乎是得了抑郁症。但事实上，"抑郁情绪"不等于"抑郁障碍"或者"抑郁症"。

抑郁情绪一般是阶段性的，而且会有一定的起因，比如考试失利、老师训斥、朋友争吵等等。但随着时间的推移，情绪会慢慢好转。青少年阶段经历抑郁情绪并不少见，但大多达不到"抑郁症"的临床诊断标准。

病理性的抑郁情绪在临床上可以归类为"抑郁障碍"，这是一大类疾病，其中就包括"抑郁症"。本书中我们谈到"青少年抑郁"时，主要指的就是符合诊断标准的"抑郁障碍"。书中某些地方也特指这类障碍中更为常见的、青少年阶段的"抑郁症"。

对于抑郁症患者来说，抑郁的感受不只是情绪低落那么简单。《哈利·波特》的作者J. K. 罗琳就曾将自己经历抑郁症的感受描述为"感觉自己再也没有能力让自己开心起来，生活毫无希望，有绝望感，了无生趣，与一般的悲伤迥然不同"。青少年抑郁患者的抑郁感受是持续的，可以是有原因的，也可以是没有明确原因的。可悲的是，青少年抑郁常被忽视。其中一个原因是，关于青少年的喜怒无常、郁郁寡欢、情绪不稳定的刻板印象可能会导致父母和其他人得出这样的结论——青少年只是"正在经历一个特殊阶段"。另一个原因是，青春期早期的抑郁往往因伴有其他痛苦的迹象（如焦虑或易怒）而被掩盖。因此家长等照护者非常有必要了解什么是青少年抑郁，这样才能够尽早帮到孩子。

（二）如何区别抑郁情绪与抑郁障碍？

青少年正处在快速生长发育的特殊时期。在此阶段，他们的身体快速发育，身高、体重逐渐接近甚至已达到成人水平。第二性征的发育使他们看上去更加成熟，但心理的发育有时跟不上身体发展的速度。他们在自我认同发展的同时，会变得敏感、脆弱，希望获得周围人的认同。他们可能开始在穿着上标新立异，在思想上坚持自己的想法，在行动上特立独行或与成人、权威争辩，情绪也变得更加冲动，家长或周围人常常把他们这些"不合理"的表现看作"青春期叛逆"或者"还没长大"。但这些"反常"的表现也可能与情绪异常密切相关，需要尽早识别甚至干预。

1. 正常的低落情绪

青少年的低落情绪，可表现为悲伤、难过、沮丧、忧愁、哭泣、易发脾气、不想说话、不想社交、不想吃饭、睡不着或睡不好，也可表现为胸闷气短、恶心呕吐、身体不舒服等。正常的低落情绪往往与经历了某些诱发事件有关，如好朋友转学离开、家庭发生变故、最近的一次考试失利等。这种低落的情绪持续时间较短，一般不会超过2周，而且青少年本人可能还会保持原来的兴趣爱好，在遇到一些令人振奋或高兴的事情时，仍能表现出正常适切的情绪。此外，一旦诱发事件过去，他们往往能够很快恢复到以前的状态。

2. 可能发展为抑郁障碍的抑郁情绪

"正常"情绪低落和抑郁障碍的一个重要区别在于情绪调整能力。患抑郁障碍的青少年会失去正常的情绪恢复能力，表现出与处境不相称的持久性心境低落和兴趣丧失。当情绪低落持续时间达到2周及以上，甚至程度逐渐加重，引起自身的痛苦，并且严重影响了正常的生活、学习、社交等，就要考虑有可能处于病理性的抑郁状态或有抑郁障碍了。作为照护者，需要仔细回顾青少年抑郁症状的特点，从以下几方面进行全面评估。

（1）情绪发展线索。照护者需要仔细回顾青少年情绪变化的情况，包括：情绪变化是从何时开始的，当时有没有什么特别的诱因，如家庭的变故、学业的压力、人际的困扰等；相关的情绪表现主要是什么；除了情绪方面的表现，孩子有没有身体不舒服，他们的行为特点是怎样的，与以往有什么不同；这些表现对他们的生活、学习、社交造成了什么影响等。

（2）可能的原因。照护者需考虑是否有其他可能造成青少年目前表现的诱因，如患有已经明确诊断的躯体疾病。此外，还需要了解青少年从小到大的生长过程、性格特点、家庭中有没有其他人也有类似的情绪特点等。作为家长，还需要从孩子的老师、同伴那里了解其在学校里的表现等。

（3）检查和求助。体格检查、实验室检查，以及到专科医生那里进行全面的精神检查，都有助于照护者分辨情绪低落的青少年是不是生病了，是躯体疾病还是心理疾病，或者两者兼而有之。例如，有的青少年出现乏力、没精神、提不起劲等症状，去医院检查发现是因为贫血，经过对症治疗后，精力、情绪状态就都改善了。

3. 有临床意义的青少年抑郁

作为精神心理专科疾病的"抑郁障碍"，是有相关疾病的分类和诊断标准的。临床上常用的有世界卫生组织（WHO）的《疾病和有关健康问题的国际分类》（目前使用的是第十一版，ICD-11），以及美国精神病学会的《精神疾病诊断与统计手册》（目前为第五版，DSM-5）。两者内容虽有一些差别，但总体上基本一致。以DSM-5为例，在临床上可以将青少年抑郁分为以下几种类型，见表1-1。

表1-1 青少年抑郁的临床分类与主要表现

疾病分类	主要临床表现
破坏性心境失调障碍	➤ 可能表现为慢性的、严重的、反复的发脾气，也可表现为言语的或行为上的爆发，且脾气爆发的强度或持续时间与所处的情境或所受到的挑衅完全不成正比。 ➤ 脾气爆发的频率为平均每周发生3次或3次以上，至少持续一年。 ➤ 通常起病年龄在6岁以后，18岁以前。
重性抑郁障碍（抑郁症）	➤ 存在抑郁障碍的核心症状（情绪低落、丧失兴趣或愉快感），同时有抑郁障碍的其他症状表现，并且几乎每天都存在或能被观察到，持续时间超过2周，同时影响了正常生活、学习、社交。 ➤ 有时可能以躯体症状为主诉，如头痛、身体痛、走不动路，或者以失眠或疲劳为主诉。此情况下，需要对抑郁症状进行全面的访谈，或者从其言谈举止加以推断。
持续性抑郁障碍（恶劣心境）	➤ 在至少一年的时间内，持续地表现出抑郁心境或易激惹，在医生检查询问时可能会回答"我一直都不开心"。 ➤ 这种症状已成为日常体验的一部分，即使期间有好转，也都不长于2个月。

疾病分类	主要临床表现
经前期烦躁障碍	➢ 青少年女性经历月经初潮后，在绝大多数的月经周期中，于月经开始前1周出现情绪症状，如情绪不稳定、悲伤难过、易激惹、自我评价低，或出现兴趣减退、易疲劳、睡眠障碍、躯体不适等。 ➢ 在月经来潮后症状减轻或逐渐消失。
由躯体疾病所致的抑郁障碍	有些青少年可能存在会引发情绪低落的其他躯体疾病，如甲状腺功能低下，此时需要全面评估其躯体状况，以作出明确诊断。

简单概括一下，抑郁情绪与抑郁障碍之间主要存在以下区别（表1-2）。

表1-2　抑郁情绪和抑郁障碍的区别

	抑郁情绪	抑郁障碍
起病原因	有生活事件、客观刺激	有或无生活事件
时限性	通常是短期，通过自我调节可以恢复心理平稳	持续性，通过自我调节无法恢复心理平衡
抑郁程度	程度较轻，不影响工作、学习和生活	程度严重，影响工作、学习和生活，无法适应社会
发病规律	与生活事件相关	无规律，反复发作
生物节律	无	晨重夜轻
治疗	无需治疗	需心理治疗、药物治疗

（三）青少年抑郁并不少见

青春期对于青少年来说是一个蜕变的时期，身体、心理、学业及人际关系方面都会面临一系列挑战。在这个向成年过渡的时期，青少年不断建立对自己的认同感，并寻求更大的独立性。探索必然伴随着挫折，青少年常承受着来自同辈关系、家庭关系和社会环境的压力。因此，这一时期也是他们发生心理障碍的高峰期。

事实上，青少年抑郁是儿童青少年心理门诊中较常见的心理障碍。儿童期的患病率为1%～2%，青少年阶段患病率在3%～8%，也就是说每100名儿童中有1到2人患有抑郁障碍，而每100名青少年中有3到8人患病。可以看到，在儿童青少年群体中，抑郁障碍的患病率随年龄增长而增加。近年来，青少年患抑郁症的人数在逐年增多，并逐渐低龄化。

在儿童期，男女患病率大致相同，但到青少年期，女性患病率明显上升，与男性之比大约为2∶1。为什么青少年期的女孩比男孩更易抑郁？这种性别差异可能与青春期的生物变化、焦虑和"思维反刍"倾向，以及人际压力敏感性有关。与男孩相比，青春期早期对女孩来说更具挑战性。由于女孩比男孩发育得早，所以她们要经历的变化更多。在发育早的女孩中，那些对自我体像认知消极、不受同学欢迎的女孩更容易患抑郁症。特别是面临生活压力时，女孩对社会关系的压力更敏感。而且，女孩与男孩应对压力的方法也是不同的。女孩面对压力的方式是内向性的，习惯将感情藏在心底，而男孩更多地则是分散自己的注意力或是把内心的情感释放出来。因此，遇到同等程度的压力时，女孩比男孩更有可能变得抑郁。

总之，患有抑郁症的青少年实际上难以自行摆脱抑郁，不是意志不坚强，更不是矫情，是情绪"感冒"生病了。人类感受情绪靠的是化学物质在大脑中的传递，而抑郁症患者脑部的一些化学物质分泌失调，失去了感受快乐的能力，也无法感知和回应积极情绪，严重者大脑结构也可能会改变。抑郁症青少年需要专业的帮助。可以确定的是，抑郁症是能够治疗的，很多孩子经过治疗可以回归正常的生活，拥有美好的人生。对于抑郁症最有效的治疗方法是心理与药物等治疗相结合的综合干预。

以下是这一节的核心内容提要，你可以参考本节内容，试着回答以下问题。

● 青少年出现哪些表现可能提示有抑郁症？

● 青春期孩子是否很少得抑郁症？

_____

_____

_____

● 12岁的小文前两天与好朋友闹别扭了，因为她与
另一个同学争论一个问题的时候好朋友没有帮她说
话，她俩大吵一架，好朋友就不理她了。小文看到
好朋友与其他同学有说有笑的样子很难过，虽然上
课能够集中注意力听讲，但课下她闷闷不乐，一个
人待着，也不与同学讲话。晚上睡觉前想起学校里
好朋友不理她的事情，她还躲在被窝里哭了起来。
班主任发现了她的情绪变化，了解了原因，把好朋
友和她叫到一起。通过老师的调解，她们冰释前
嫌，小文的情绪也马上好了起来。请问，小文可能
是抑郁症吗？为什么？

_____

_____

_____

● 小刚14岁，最近一个月来整天没精打采，原本爱
说爱笑的他，在班级里变得一言不发，上课常常发
呆，作业完成效率和质量也下降了，还常说身体不

舒服、头痛，但家长带他去医院检查却没发现任何问题。为了让他开心，父母带他去看他喜欢的漫展，但是小刚仍然提不起兴趣。请问，小刚可能是抑郁症吗？为什么？

温馨
提示

➤ 青少年处于发展的阶段，他们的情绪也在不断完善中。当青少年情绪低落时，需要进行全面评估，了解发生了什么，明确要如何帮助他们，有时也需要寻求专业人士的帮助。

➤ 青少年抑郁的特征是持续和显著的情绪低落、悲伤、愉快感丧失、对日常生活的兴趣减退，多伴有焦虑、躯体不适感和睡眠障碍。有的孩子也表现为沉迷网络或游戏、虐待动物或自伤等行为。

➤ 抑郁症是青少年人群常见的一种心理疾病，青春期女孩患抑郁症的风险更高。青少年出现情绪问题，家长需要引起重视。

青少年抑郁的发生机制

　　青少年为何会患抑郁症呢？很多家长都会提出这个问题。

　　青少年时期是一个人成长、成熟和社会化的关键时期。这一时期所经历的生理和心理变化也是人生中最复杂的。在受到外界冲击的同时，任何心理状态及激素分泌的变化，都会影响青少年的情绪演变和行为趋向。遗传因素和青少年时期的心理状况、环境影响等都可能成为引发青少年抑郁症的原因。

（一）遗传因素

　　家系研究、寄养子、双生子研究已经揭示抑郁症存在家族遗传趋势。在抑郁症患者中，有40%都是遗传作用导致。家系研究发现抑郁症患者的近亲也更容易得抑郁症。父母中若有人患抑郁症，其子女患抑郁症的风险较一般人群会增加4～6倍，且发病年龄早。目前很多研究认为抑郁症是生物因素和环境心理因素相结合的结果。遗传因素能通过影响大脑中化学物质的平衡、影响抑制消极情绪的脑区发育或影响应激时体内的激素反应，从而引发抑郁。

（二）神经生化因素

青少年抑郁的发生机制与神经生化变化密切相关。多巴胺（DA）系统、5-羟色胺（5-HT）系统和去甲肾上腺素（NE）系统的功能异常都可能导致青少年抑郁的发生（见图1-1）。

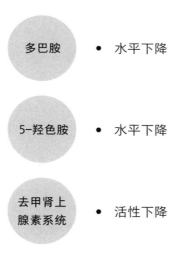

多巴胺　　●　水平下降

5-羟色胺　●　水平下降

去甲肾上
腺素系统　●　活性下降

图1-1　抑郁症患者神经生物变化

（三）神经内分泌因素

除了神经生化机制，神经内分泌也与抑郁症的发病有密切关系。

下丘脑-垂体-肾上腺轴（HPA轴）影响体内应激反应。在面对压力时，HPA轴会释放大量皮质类固醇，如皮质醇等，以调节人体内环境对应应激状态，从而保持平衡。但长期的抑郁、焦虑会使该轴长期处于激活状态，进而导致神经功能紊乱，造成功能性失调，最后罹患焦虑症、抑郁症。

下丘脑-垂体-甲状腺轴（HPT轴）可作用于代谢速率，它主要是通过调节体内的甲状腺素合成和分泌来发挥作用。抑郁症患者早期可能表现为身体乏力、代谢低下等，这与HPT轴功能异常有关。

下丘脑-垂体-性腺轴（HPG轴）与性腺激素有关，青少年时期最重要的特点是荷尔蒙的上升，如果垂体由于睾酮或是雌二醇的分泌发生异常，必然会在青少年的应激过程中产生影响。青少年阶段荷尔蒙水平的快速变化可能也是抑郁症首发于青少年期的原因之一。

（四）环境及心理因素

青少年抑郁与所处的成长环境如社会、家庭及学校有重大关系。重大的生活事件、童年不幸的遭遇、缺乏社会支持等因素，均可在原有遗传素质、生物学因素等基础上，进一步促发抑郁的发生。

1. 应激性的生活事件

应激性的生活事件会导致抑郁症的发生。应激事件中最为常见的是儿童虐待。儿童虐待包括躯体虐待和性虐待，这是在儿童期发生的最严重的事件之一，会增加其在青春期和成年后患抑郁障碍、焦虑障碍、进食障碍等疾病的风险。童年时期遭受严重情感虐待的人在之后面临同样的压力时，会出现更严重的抑郁症状。另外，丧失亲人、朋友等关系亲密的人之类的事件也与青少年抑郁发作有关。

2. 家庭因素

家庭是孩子成长的首要环境，对孩子的成长起着至关重要的作用，早期依恋决定了未来的亲子关系以及孩子的情绪状态。如果父母婚姻和谐、家庭成员之间相互支持度高、父母能以平和积极的心态对待孩子，将有助于与孩子建立安全型依恋的关系。儿童早期的不良经历会导致早期依恋的障碍，比如不安全的依恋、消极的自我意识等。幼年时父母之间关系不良或婚姻破裂会增加子女在成年后出现焦虑、抑郁症状的风险。经常争吵的父母可能忽略了孩子生理和心理上的需要，长期处在这类消极父母关系中的青少年得不到父母的情感支持，无法从父母的关系中建立安全感，更容易出现痛苦等消极情绪反应，而长期处于消极情绪中可能导致青少年抑郁、社交行为退缩。温暖、支持性和稳定的家庭氛围有助于青少年建立积极的情感联结和自尊心。相反，冷漠、冲突或不稳定的家庭环境可能导致青少年情绪不稳定和抑郁。

父母养育方式是家庭环境中的另一个重要因素。权威型父母对孩子有明确且合理的目标，能够积极关心他们的心态变化，主动与孩子沟通，给予情感温暖与关爱，并且能适当反馈他们的需求。在权威型教养方式下成长的孩子心态更加乐观，承受能力更强，具有更好的社会适应能力。专制型父母会对孩子提出各种要求，控制孩子的行为，并且不考虑孩子的意愿。父母过多的惩罚和干涉使得孩子感到被贬低和否认，一些合理的需求得不到适当的满足，容易产生低自尊和低自我效能感。放纵型父母则完全任由孩子做出自己的选择，不作出任何要求，甚至在孩子需要帮助的时候也不给予适当指导。忽视型（低响应、低要求）父母的教养方式属于"放养"式教育。父母对孩子的需要不感兴趣，对他们的关爱严重不足，既不给予温暖，也不施加控制，几乎不参与他们的成长过程，使孩子缺乏情感上的支持。因为缺乏父母的关爱，孩子往往觉得自己被忽视、不重要，从而产生消极的心理，增加患抑郁症的风险。

青少年特别渴望内心得到关注，家长需要意识到孩子不是学习机器，而是有血有肉、有情绪、会思考、能表达的独立个体。如果家长没有在这个时期发现并满足孩子对温暖、理解和关爱的内心需求，会让孩子感觉孤独、不被理解。当青少年面临挫折情境时，如果父母能够理解、接纳孩子，给予情感沟通和温暖，将有助于他们处理消极情绪。反之，若父母采取不正确的养育方式，不能有效帮助孩子缓解痛苦，那么孩子内心对关心和爱护的需求将难以得到满足。随着时间累积，孩子的负性情绪越积越多，最终可能导致抑郁。

3. 学校因素

与学校相关的影响因素中，最突出的是学业压力与校园霸凌。

在我国传统教育中，大部分父母把孩子的学习成绩看得非常重要，而学习成绩也成为评价学生的通用且重要的标准。对于青少年来说，学习不仅意味着知识的掌握，还涉及班级荣誉、家庭责任、个人前途等多种因素。当成绩下滑、考试失利、升学等各种相关的压力事件出现时，对青少年的影响是显而易见的。学业成绩不良易导致家庭和学校对自己的否认、指责和歧视，这会使青少年的自尊感下降，出现抑郁的可能性也就更大。

同伴关系是青少年发展中的重要领域，而良好的支持性和积极的同伴关系对青少年的心理健康有益。然而，孤立、欺凌、排斥等人际关系问题可能导致青少年感到孤独、沮丧和抑郁。有些青少年经历了校园霸凌事件，暴力行为、同学的孤立、言语的侮辱等不仅给青少年带来了身体伤害，更带来了严重的精神伤害。在校园霸凌中，由于受害者大多是胆小、怯懦、内向、退缩的性格，在班级里容易被教师和同学忽视，所以在经历欺凌后，他们一般会选择默默承受，很少会主动求助。长期欺凌会使他们变得自卑、胆怯，甚至可能会出现焦虑、抑郁等心理问题。

4. 社会环境因素

生活节奏的加快、社会竞争的日趋激烈，使家庭结构和功能发生了改变。在现代生活中，父母可能会因为忙于工作而忽视子女，或为了生计外出务工，这会导致孩子长期与父母分离，亲子关爱缺失、家庭教育缺失，心理健康成长受阻，隔代代沟较深，容易形成自卑心理。此外，离异是当今社会越来越常见的现象，而在离异家庭中，若父母缺乏对孩子的积极引导和关注，容易造成孩子的自卑感、敌对心理、不信任感等不良心理状况。父母离异、孩子留守等情况，容易使孩子产生孤独感、叛逆行为，形成冷漠疏离的情感和行为特征，这些都是抑郁症产生的风险因素。此外，社会支持差、贫困也是抑郁的风险因素。

互联网与游戏对青少年心理健康也会带来重要影响。网络能给予青少年所需要的社会支持和成就感，同时也为他们提供了一个在现实世界出现情感困难时可以躲避的虚拟世界。大部分青少年在生活中遇到困难时，会通过网络来缓解情绪。但同时，沉溺于虚拟世界又会影响到他们在现实中的人际关系，使他们缺乏与他人面对面的交流，缺少现实的社会支持。青少年在网络上也可能受到欺凌。网络成瘾、网络欺凌等社会问题影响着未成年人的心理健康，会给他们带来孤立感、苦闷、压抑感，导致焦虑、抑郁的增加，对学业、生活造成不良影响。

5. 心理发展因素

按照心理学家埃里克森的"认同危机"理论，青少年在成长过程中对自我角色的定位常常存在不确定感、自我质疑和困惑。如果出现"认同角色混淆"，会持续受困于自我怀疑，同时病态地执迷于他人的意见，或是对他人的意见有反抗性的疏远感。许多学者认为，青少年不可避免地会经历某个时期的部分认同模糊以及伴随而来的疏远感，而他们对于失望和挫败往往会有比成年人更强烈的反应。此外，一些青少年习惯于先入为主的假设，认为在自己身上发生什么事，就表示自己是个怎样的人，比如受到批评，就认为自己品行不好或者不受欢迎，或者认为现在是什么样子，将来也就一直会是什么样子，从而陷入低迷甚至抑郁情绪，或者沉迷于放纵行为之中"摆烂"。

总而言之，青少年抑郁的发生是多重因素作用的结果。很多青少年的抑郁是在经历了丧失和挫折事件之后开始的。抑郁与生活压力之间的作用可能是双向的，压力事件在某种程度上触发了易感人群抑郁倾向的发展，而这种抑郁倾向可能是由于遗传等生物学因素导致的。从遗传因素到大脑结构和功能异常，从环境因素到神经生化变化，都可能参与了这个过程。

以下是这一节的核心内容提要，你可以参考本节内容，试着回答以下问题。

● 青少年抑郁的发病机制有哪些？

_____

_____

_____

● 不同的神经递质对青少年抑郁的影响是怎样的？

_____

_____

_____

如果孩子得了抑郁症，为了让其有更高的生活质量，建议家长除了尽快寻求专业帮助外，还应该：

➢ 注意孩子的日常情绪变化。

➢ 耐心陪伴、倾听、帮助和支持孩子。

➢ 同学校合作，和老师一起关爱孩子。

青少年抑郁的临床特征

　　小丽是个14岁的女孩，今年上初二了。小丽从小在父母眼里乖巧懂事，在老师眼里品学兼优，在同学眼里热情开朗。但这学期开学以来，她像变了个人一样。上课常常走神，笔记也记不全，背书背不出，作业常常做到很晚也做不完，有几次考试甚至卷子也做不完，她觉得自己越来越笨了，学习成绩一落千丈。她喜欢画画，虽然坚持上绘画兴趣班，但最近她总觉得自己画得很丑，"老师走到我旁边总叹气，很少到我位子上帮我改画，就说明我画得不好，他看都不想看！"这些事情都让她心情很沮丧。她变得不想去上学，早晨起来磨磨蹭蹭，要父母再三督促才能踏进学校。即使去了学校，也不想跟同学讲话，总是一个人坐在座位上，好朋友跟她聊天她也不想理睬。她白天没精神，上课打瞌睡，到了晚上又睡不着。她越来越体会不到快乐、开心的感觉，有时甚至一个人躲在房间里哭，觉得自己对不起父母，对不起老师，不如死了算了，这样也不用父母、老师为她操心。

根据上文介绍过的青少年抑郁的主要分类及其临床表现，我们可以初步判断，上面例子中的女生小丽表现出的就是明显的抑郁症状。下面我们再全面、深入剖析一下青少年抑郁的各种表现特征。

（一）青少年抑郁的核心症状

青少年抑郁的核心症状主要包括心境低落、兴趣减退或缺乏愉悦感。

1. 心境低落

青少年抑郁患者在每天的绝大多数时间表现为明显的情绪低落或悲观情绪，他们会说"我最近开心不起来""我总是很难过，因为一点小事就哭，有时哭得停不下来""我的情绪像冻住了一样，再也提不起来了"。他们整日愁眉苦脸，郁郁寡欢，唉声叹气，悲伤流泪。他们可能会主动跟人诉说这种情绪，也可能是被他人注意到。比如，父母可能会发现孩子变得不想说话，想一个人待着，整天无精打采、懒洋洋的。与成人不同，青少年的情绪低落会表现为易激惹，他们非常容易烦躁，甚至稍有不满就大发脾气，大喊大叫，乱扔东西。有青少年形容自己在抑郁时候的心情，"周围都变得没有颜色，一片灰蒙蒙或者白茫茫的感觉，当我的情绪越来越好了以后，感觉周围开始有了颜色"。抑郁的心境会使患者主观感受呈现持续性消极状态，对自己、周围、世界、未来都失去信心，甚至出现消极观念。

2. 兴趣减退

青少年受抑郁情绪的影响，会表现为对各种活动都提不起兴致，原本喜欢的运动、兴趣爱好都觉得没意思、无聊："我觉得生活变得越来越没有意思了""周围一切都暗淡无光""我什么也不想干，只想躺平""教室里一下课太吵了，我不想跟他们聊天，我想一个人待着"。他们逐渐退出社交场合，不愿与人交往，不想上学，不想外出，变得被动。

3. 缺乏愉悦感

患有抑郁障碍的青少年常常不能从日常生活中体验到乐趣，也不能享受乐趣。有青少年自述道："老师讲了个笑话，周围同学们都在笑，但我不知道他们在笑什么，我觉得一点意思都没有""我也不知道我以前都高兴些什么，我现在就觉得什么都不能让我笑起来""我觉得生活很空虚、无聊"。也许孩子的父母会认为，他们做什么都没意思，就喜欢玩手机，孩子自己却说"我原来赢了游戏会很高兴，现在只是为了玩游戏而玩游戏，输赢都没啥感觉"。也有部分青少年希望通过参加一些活动来摆脱低落的情绪，但却觉得麻木："原来我参加那些活动像是'自动挡'，现在像是'手动挡'，好像这时候我应该笑才笑，而不是发自内心的愉快"。

（二）青少年抑郁的其他症状

除了以上三大核心症状以外，青少年抑郁还表现出其他一些症状：

1. 体重或食欲的改变

对于成长中的青少年来说，饮食非常重要。但抑郁情绪会让他们食欲下降，整天没有胃口，对原来喜欢吃的菜也提不起胃口，或者总是恶心、想吐，甚至一吃就吐。有些青少年生长发育的势头甚至会减缓，父母会发现孩子"莫名其妙"地日渐消瘦。有些青少年则表现为食欲增加，有时甚至暴饮暴食，"我不开心了就会吃很多零食，但零食吃多了又觉得很难过"。

2. 睡眠障碍

患有抑郁障碍的青少年常常主诉有睡眠问题，晚上睡不着，白天又嗜睡，甚至出现日夜颠倒的表现。他们会感到每天睡不够，总是想躺在床上，一躺下就能睡着，一睡就能睡一整天，整日昏昏沉沉的。有青少年在抑郁发作期间称"我的睡眠时间必须保持在10小时以上，但即使这样我也总觉得累，没有精神"，当其抑郁症状逐渐改善后，他说"我现在居然能只睡8个小时也很有精神了"。除了睡不着，也有青少年晚上多梦，会梦到一些不如意的事情，"我总梦见学校里的同学都讨厌我""我总是梦见周围人都不见了，只剩我一个人"。有时他们的症状表现为睡眠不深，容易醒，甚至早醒，有患儿诉"我凌晨两三点就醒来，再也睡不着了"。

3. 精神运动性迟滞或激越

青少年患者整个精神活动会受到明显抑制，生活懒散，不洗头发，不换衣服，不注意个人卫生，言行被动，孤独少动。也有另一些患儿的表现与之相反，会坐立不安、冲动、脾气暴躁，甚至对抗父母，出现攻击行为。

4. 精力不济

他们会表现得无精打采，称"我没力气""我觉得很累"，日常生活、上学都会耗费他们很大精力，无法坚持每天上学，即使上学也常常趴在桌子上。有些患儿诉"实在没有力气走路"，所以他们不愿外出，经常躺在床上。

5. 自我评价低

青少年抑郁障碍患者经常自我感觉差，自我评价低。他们觉得自己什么都不好，一无是处，浑身缺点，说自己长得不好看，成绩不如别人好，脑子不如别人灵活，觉得自己的存在毫无价值，只是给别人增添麻烦，只要身边有不好的事情，他们就认为是自己的原因，总是被内疚、自责感所包围；此外，他们会变得非常敏感，如外出走在路上，会觉得周围人都在对他们评头论足，说他们衣服穿得不得体，说他们长得不好看，觉得别人用嫌弃的眼神看他们，觉得别人瞧不起他们，但更多的是他们"自己瞧不起自己"。

6. 认知功能（思维）症状

患者会联想困难，思维速度变慢，效率降低，与他们交谈时常常要等他们思考很长时间才能缓慢回应，语速明显减慢，语音有时低得听不清楚。面对这种情况，父母要持有很大的耐心等待他们的表达，不能催促他们声音响点、快点回应。他们常常保持沉默，主动性言语减少，反应迟钝，觉得自己"脑子变笨了，原来很快能想出来的数学题现在想不出来""做题做作业都做不完了"。

7. 消极观念及行为

青少年患者会反复出现对未来的无望感、对自身的无价值感、无助感、孤独感等，驱使他们觉得活着没有意义，觉得自己活着给父母增添了负担，产生消极自杀的念头。他们会上网查找自杀方式，制定自杀计划，甚至实施自杀行为。此外，非自杀性自伤行为在青少年患者中也越来越常见，他们有些通过这种行为表达内心痛苦的感受，有些借此确认自己生命的存在。对于自身的自我伤害行为，有时他们并不后悔。有些父母会把这些行为看作威胁父母以满足他们某些要求的筹码或手段，殊不知这些行为与患者内心持续存在并逐渐加重的抑郁情绪密切相关。

8. 精神病性症状

某些青少年抑郁障碍患者在抑郁情绪较为严重时，还可能出现幻听，如听到有声音说他不好，听到声音叫他名字，甚至有患儿称听到声音说他不配活着、让他去死，这些又会加重患儿的消极观念，促使他们做出消极行为。个别孩子还会出现一些片段的妄想症状，觉得周围人都在议论他、瞧不起他等。

9. 躯体症状

青少年抑郁障碍患者常出现一些躯体症状，如头晕、头痛、胸闷、心悸、浑身疼痛、手脚发麻、腹痛、腹泻、恶心、呕吐，有时会有"浑身发热"等症状。这些自主神经功能紊乱的症状除了与抑郁情绪有关外，还与他们存在的焦虑情绪有关。有些青少年诉说身体的不舒服症状，远比诉说心理问题更多。

简单概括一下，青少年抑郁的各类症状中，最为常见的有以下几大类（见表1-3）。

表1-3 青少年常见的抑郁症状及其发生频度

症状	青少年抑郁患者中的出现率（%）
睡眠障碍	97.7
思考困难	88.6
受体重/食欲困扰	81.8
兴趣减退	77.3
无价值感/罪恶感	70.5
失去能量（精力减退）	68.2
有关死亡/自杀的想法	54.5

（三）青少年抑郁与心理危机

我们在生活中有时会听到"心理危机"这个词，抑郁症青少年的照护者也需要了解此类青少年的心理危机和应对方法。

当某人必须面对的困境超过了他的应对能力时，就会产生暂时的心理失调。这种暂时性的心理失调状态就是心理危机。青少年抑郁症患者中最常见的危机状态就是自杀。

- 人民网报道：江苏扬州市花园小学11岁男孩阳阳放学回家后，在厨房缢亡。当地警方初查称，阳阳系自杀身亡。家属称，事发当日，阳阳曾因未完成作业被老师批评。
- 中国江西网报道：赣州市发生了一起悲剧。一名9岁的小男孩在自己家中卧室上吊自杀，晚上20时30分许送至医院重症室抢救，不治身亡。据了解，该男孩因为放学晚回家，被父母批评教育了一番。
- 连云港市灌云县公安局警情通报：灌云县某中学高三学生张某离家外出后失联。后综合认定张某系因个人情感纠葛跳河自杀。

以上新闻中的孩子是否存在抑郁症虽无从得知，但是在青少年这个特殊的时期，由于生理的成长阶段和脑发育的不成熟等因素，更容易做出自杀等冲动行为。研究发现，我国自杀死亡者中，约60%患有以抑郁症为代表的精神障碍，而且其中绝大部分没有寻求规范治疗。因此，照护者需要知道，青少年时期本身即自杀的高风险时期，若在此阶段合并有抑郁障碍，可能使风险进一步增强。只有在孩子的生命能够保障的情况下，才有可能进行之后的治疗和康复。因此青少年的照护者需要学习如何预防、识别和处理抑郁症青少年的自杀行为。

抑郁症青少年的心理危机并不局限在"自杀"上，任何符合定义的状态都可以被认为是心理危机，甚至深陷重度抑郁状态本身也是一种危机体验。从积极的意义上来说，"危机"实际上包含了"危"和"机"两个部分。原有的心理平衡系统被打破，代表着新应对方式诞生的可能。例如，当一位无法保持年级第一名的青少年，因为自己的学习无法进益而痛苦不堪、深入自我思考之后，也有可能拓宽自己的局限性，开始欣赏生活中不同方面的自我成就，让自己"唯学习重要"的想法得以改变。

有"危"就有"机"，当我们从不同的侧面观察同一事物时，就会发现更多的可能性。高度重视，保障安全，怀抱希望，保持乐观，是我们对待青少年抑郁危机状态的最好态度。

 以下是这一节的核心内容提要，你可以参考本节内容，试着回答以下问题。

● 青少年抑郁症的核心症状是什么？

● 前面案例中的小丽都有哪些抑郁症相关的症状？

_____

_____

_____

温馨提示

➤ 青少年抑郁症的临床表现多种多样，但离不开心境低落、兴趣减退或愉悦感缺失的核心症状。

➤ 青少年抑郁症对患儿的学业、生活、交友、家庭都会产生负面影响，照护者需要及时了解青少年的困难、青少年抑郁症状的特点，以在早期识别青少年抑郁症状。

青少年抑郁与其他年龄段的抑郁有什么不同？

让我们先来看两个案例吧：

  13岁的女孩莹莹是一名初一学生。父母经常吵架，也经常打骂莹莹。小学时莹莹经常受到一些同学的欺负，一直比较压抑。上了初中后莹莹也总是不开心，上课注意力不集中，学习学不进，成绩下降，产生了厌学情绪，拒绝去学校，并且经常抱怨腹痛及头痛。家长带她去看内科医生，结果检查并无异常。

  18岁的男孩晓磊是一名高三学生。晓磊就读高中后，学业压力大，放学回家就先睡觉，凌晨1、2点起床做作业。近1年失眠，经常唉声叹气，悲观消沉，与别人交流减少，学习效率低下，学习成绩下降，经常玩网络游戏，称玩游戏是用来麻痹自己。他还总是情绪焦虑，担心高考，感觉情绪烦躁时想发泄，便用手臂撞墙，在情绪激动时还会砸电脑键盘，甚至有一次砸卫生间的镜子导致手受伤。晓磊还有消极观念，曾有跳楼的想法并且与父母情绪对立，不愿对话。家长起初以为晓磊是叛逆、沉迷于网络游戏才导致成绩下降，直到晓磊因冲动砸了镜子且有了消极意图，才带他去医院就诊。

（一）不同年龄孩子表达和体验抑郁的方式不同

尽管不同年龄的儿童抑郁的核心症状相同，但是不同年龄儿童表达和体验抑郁的方式有所不同。学龄前期儿童由于语言和认知能力尚未完全发展，对情绪体验的语言表达较少，以行为异常为主要表现。而学龄期以后的儿童青少年除了行为之外，也能清楚地表达自己负面的情绪体验（见表1-4）。

表1-4　不同年龄段抑郁情绪的具体表现

年龄段	具体表现
学龄前期（3～5岁）	对游戏不感兴趣或者在游戏中搞破坏、自我伤害，食欲下降，睡眠减少，哭泣，退缩，活动减少
学龄期（6～8岁）	游戏中兴趣和愉快感缺失、注意力不能集中，思维能力下降，自我评价低，记忆力减退，自责自罪，易激惹
9～12岁	空虚无聊，自信心低，自责自罪，无助无望
13～18岁	持续悲伤难过，容易激惹、攻击行为，食欲改变，拒绝上学等，常伴有其他障碍，如物质滥用、焦虑障碍、注意缺陷多动障碍

在青少年人群中症状也有不同，低龄的青少年还很难识别和表达自己内在的情绪状态，他们对于"抑郁"还没有什么概念，会相对更多表现出焦虑症状，如紧张害怕，以及焦虑性躯体症状，如胃痛或者头痛。低龄青少年能够感觉出身体哪里痛，能够描述头痛或者腹痛，但是没有办法觉察或描述心理上的痛苦状态，他们诉说身体上的不舒服远比诉说情绪问题、心理问题更多。他们不太能诉说低落情绪，会说自己是因为身体不舒服而躺在床上。莹莹正是由于诉说自己腹痛、头痛，家长才先带她去看内科医生。

处于青春期的孩子，开始尝试理解自己的情感反应。因此大龄的青少年更多出现失去兴趣和快乐的情况，而且有较多歪曲的认知，易产生死亡或自伤、自杀的想法。对因抑郁而生的恐惧和挫败感，青少年有时候会发泄在周围的人或事物上，很多青少年也会表现为叛逆、沉迷游戏、躯体不适，甚至是虐待动物或自残。在某些青少年身上，易激惹可能是最突出的表现。晓磊就表现出明显的易激惹、发脾气，并且通过玩游戏来麻痹自己，也经常有自伤行为及消极观念。尤其当孩子情绪低落并伴随某些其他症状，比如睡眠和进食障碍、较为严重的易激惹、精神活力减退、对平时感兴趣的活动失去兴趣、叛逆，照护者需要考虑孩子可能患了抑郁症。

大龄青少年抑郁情绪的特点：

- 身上的活力、热忱及能量好像被吸干了
- 常伴易怒（有时是刻薄），这是最具破坏力和冲击力的表现，周围人常常评价这种表现为"变坏了"
  - ➢ 难以命名和描述这种糟糕的感受，会有挫折感和威胁感
  - ➢ 青少年期本身就是独立性和依赖性错综矛盾的时期，青少年在和父母、权威角色互动时常表现"反叛"（浑身都是刺），抑郁或会强化反抗的倾向
- 满脑子都是负性（不足、失落、后悔、自责、绝对）想法、自我怀疑
  - ➢ 对自己扮演的角色感到"不符标准"，觉得要为某些困难负责，自责"懒惰""毫无价值"
  - ➢ 比往常更介意别人对自己的看法，无法停止想一些不切实际的事情

此外，青少年抑郁症状的严重程度也有较大差异，轻度抑郁只是稍微影响青少年的功能水平，严重的则会对他们在社会、学校、家庭各方面的活动都产生显著的负面影响，包括在校表现、活动模式或活跃程度、社交行为和友谊模式等都可能发生显著变化。对于这些表面上的"遇到麻烦"，照护者需要

了解问题背后深层次的原因。青少年也可能会通过上网来逃避他们的问题，但是过度使用智能手机和互联网只会增加孤独感，使其更加抑郁。所以照护者需要去仔细了解孩子行为背后的情绪问题及面临的困难。

（二）青少年抑郁与成年人抑郁的不同之处

青少年抑郁具有与成人抑郁相同的核心症状，但还是存在一些不同之处。即便是核心的症状，在青少年时期的表现也相对更为复杂。表1-5列举了青少年患者常见症状的具体表现。

表1-5　青少年抑郁常见表现

● 抑郁心境，比如：缺乏明确的目标、精神颓废、学习成绩下降
● 兴趣丧失、无愉快感，比如：对什么都不感兴趣、表现冷漠、拒绝上学
● 食欲减退或体重明显减轻，且不是因为节食引起
● 失眠、早醒或睡眠过多
● 运动迟滞或易激惹，比如：寡言少动、动作缓慢或易怒、常与人争吵
● 精力减退或疲乏感
● 自我感觉差、自卑或自责、没有信心
● 沉迷网络或游戏，逃避现实
● 自伤、自杀行为

　　青少年抑郁不一定都表现为悲伤，也会表现为易怒、抱怨。青少年的易怒是一种抑郁症的特殊表现形式，在其他年龄段不太常见，常会被误诊为其他精神疾病（比如双相情感障碍）。家长经常反映，孩子脾气突然变大了，特别容易发脾气，经常无端抱怨父母、老师、同学等等，其实背后的原因是孩子心烦、压抑、情绪低落。

　　抑郁的青少年也会通过过激行为来表现自己的悲伤，比如嘲讽、尖叫或破坏性行为，有的会通过喝酒、抽烟或滥用药物作为解脱方式。更有甚者还会通过打架、不安全的性行为、离家出走或打算离家出走等来发泄情绪。这些行为通常是一种求救信号，孩子以为这些方式可以缓解抑郁、痛苦的情绪，实际上只会使情况变得更糟。针对上述表现，家长、老师要给予充分关注，提高警惕。

　　成年人在抑郁时往往会自我孤立，而抑郁的青少年不仅会表现出社交减少、疏远父母等，也可能表现为"粘人"。这是因为孩子们心理不够成熟，对独处或孤独感到害怕，他们即使在抑郁时也会维持一些友谊，甚至会和与自己处境相似的朋友或网友交往。也正是因为这种特殊心理状态，在某些情况下，抑郁可能会导致滥交，因为肢体上的亲密接触可以暂时缓解他们对"被抛弃"的恐惧。

　　快感缺失是抑郁症一个很重要的特征，成人抑郁症的快感缺失症状比较明显，但在抑郁症青少年中有时候比较隐蔽。

患有抑郁症的青少年仍然会有一些快乐的体验，但是他们从同一件事情上获得快乐的程度远低于过去。而且要想获得这短暂的快乐，需要远比过去更强烈的刺激。比如玩手机游戏或去游乐园玩，他们看上去开心，但仔细深入地了解其感受会发现，其实他们开心的时间维持很短，而且开心的程度也低于以前。这和成人抑郁症不一样。有的家长看到孩子在做某些事情或参加活动时还能开心起来，就认为孩子没有抑郁症，如此可能会忽视孩子的抑郁问题。

一些抑郁的青少年会表现出无聊和烦躁不安。他们会寻求持续的刺激，虽然热情地投入新的活动，但很快会失去兴趣，拼命寻求其他刺激。无休止地寻求刺激的行为背后是试图填补内心的空虚，可能反映了更普遍的焦虑。这些表现与成人也有很大不同。

成人抑郁症的睡眠症状通常表现为入睡困难、早醒。但青少年抑郁症则表现为刻意熬夜、嗜睡。熬夜往往并非失眠，而是因为觉得这是一天中唯一能让他感觉快乐的时候，所以想多享受这段时间。有的孩子则会嗜睡，白天一直在睡觉，甚至睡到下午。这些特点也与成人抑郁症有所不同。

与成人抑郁症不同，青少年抑郁症患者中多有自伤行为，如用刀划手臂，大多数自伤者的年龄在 11 岁到 25 岁之间，而26 岁以上的成人自伤行为发生较少。抑郁的青少年故意伤害自己是借这种方式来应对、表达或控制情绪上的痛苦，或者进行自我惩罚。

在求助动机及方式方面，青少年抑郁与成人抑郁也有不同。成人抑郁症患者通常自己寻求帮助，而青少年需要父母、老师或其他照护者来识别他们的痛苦及提供帮助。

表1-6概括了青少年与成年人抑郁的主要区别。

表1-6　青少年与成年人抑郁的区别

青少年	成年人
易怒、无聊或无法体验到生活的乐趣，容易被激惹和发怒	悲伤、忧郁
口头的嘲讽、尖叫或破坏性行为，喝酒、抽烟或药物滥用，打架、不安全性行为、离家出走或打算离家出走等冲动行为	悲伤、言语动作减少、兴趣减少
从同一件事情上获得快乐的程度远低于过去，需要更强的刺激	快感缺失
无聊和烦躁不安，无休止地寻求刺激	空虚、焦虑
晚睡、日夜颠倒、白天嗜睡	入睡困难、早醒
消极观念和自伤行为（尤其是非自杀性自伤行为）多见	消极想法、自杀企图或行为
家长、同学、老师等帮助	自行求助

思考题

以下是这一节的核心内容提要，你可以参考本节内容，试着回答以下问题。

● 青少年抑郁与成人抑郁有什么不同？

....

....

....

温馨提示

➢ 青少年抑郁容易被忽视，因为不典型症状多，如易激惹、发脾气、攻击行为、睡眠增多等。

➢ 青少年需要父母、老师或其他照护者来识别他们的痛苦及提供帮助。

➢ 家长要从深层次去理解青少年情绪行为背后的原因及困难。

青少年抑郁与其他疾病

患有抑郁障碍的青少年常同时伴有其他健康问题，如焦虑、睡眠障碍，严重者甚至会出现幻觉、妄想等精神病性症状。除了伴发症状以外，患抑郁症青少年还可能会存在共病情况（同时患有抑郁障碍和其他疾病），比如与某种躯体疾病（糖尿病、甲状腺功能减退等）共病、与其他精神障碍（注意缺陷多动障碍、进食障碍等）共病。

此外，青少年抑郁的表现也可能与其他一些常见于青少年时期的精神障碍表现相似，需要通过专业的评估加以鉴别。作为患者的照护者，也需要了解相关的基本知识，从而更好地配合医生或治疗师开展诊疗工作，不至于因为调整诊疗方案而感到迷惑。

（一）青少年抑郁与慢性躯体疾病

小青在上初一的时候被确诊患有1型糖尿病，因为血糖控制不佳，她成为医院内分泌科的常客，看病和住院让她在初一整个学年都无法正常上学，导致学习进度滞后，也无法交到好朋友。血糖的不稳定，加上学业的压力、交友的困难，让她常常情绪低落，提不起精神，睡不好觉，开心不起来。

青少年时期罹患慢性躯体疾病后，常常伴发不良的心理健康状况。有些慢性疾病，如癫痫、脑炎等脑器质性疾病、1型糖尿病、甲状腺功能减退、肿瘤、营养不良等，常与抑郁症共病。慢性疾病会给青少年的社会功能带来影响，从而影响到心理健康。如小青因为疾病影响正常上课及其与同龄人的相处，导致小青的情绪也出了问题。也有研究表明，患有慢性病的青少年患抑郁症的风险高于健康同龄人，而因抑郁产生的消极情绪、无望感、无助感等又会影响慢性疾病的控制和监测，以及对慢性病的治疗依从性、生活质量，此外还会增加疼痛等不适感受，提高住院概率。因而照护者对于患慢性疾病的青少年一定要给予格外关注。

（二）青少年抑郁与神经发育障碍

常见的神经发育障碍包括智力发育障碍（disorders of intellectual development）、注意缺陷多动障碍（attention deficit and hyperactive disorder, ADHD）、孤独症谱系障碍（autism spectrum disorder, ASD）、抽动障碍（tic disorder, TD）等。神经发育障碍会因为某些发育相关的症状，影响患

者的学业水平、人际交往，患者常常因此而继发情绪问题，甚至罹患抑郁症。因此发育障碍与抑郁障碍的共病并不少见。研究表明，患有抑郁症的儿童中约28%共病ADHD，抑郁症的青少年中有17%共病ADHD。在情绪障碍患者中ADHD的患病率是非情绪障碍患者的三倍。相较于普通儿童，ADHD的患儿不仅抑郁症的患病率更高，且病情更严重，功能影响及自杀风险的比例比单独患有这两种疾病的青少年更高。

ADHD是儿童青少年常见的神经发育障碍，常常表现为与年龄和发育不相符的注意力缺陷、多动以及情绪失调。需要注意的是，注意缺陷多动障碍患儿的情绪失调表现多是烦躁、易怒、冲动，而非心境低落或兴趣丧失、快感缺失。但有时注意缺陷多动障碍会继发抑郁情绪。

ADHD的患儿本身就存在情绪容易波动、调节困难的问题，而ADHD症状又会给个体带来更多行为问题，使其在应对外界环境时，出现更多的不满和挫折感。ADHD患儿的多动和冲动行为使之与同伴的交往变得困难，在集体环境中逐渐被边缘化，最终出现社交退缩，使抑郁情绪加剧。同时ADHD患儿的注意缺陷，也会让其面临更多的学业困难，对学校生活缺少成就感和掌控感，同样会加剧抑郁情绪的发生。

在患ASD的10～14岁儿童青少年中，抑郁症的患病率为1.5%到10%不等，主要是因为他们的社交困难、言语能力、智力损害等，会使其有更多的负性自我认知和更低的自我评价。有着相似情况的还有 TD 的患儿，由于反复不自主的抽动症状，他们也会产生自卑心理。如果缺少社会及家庭支持，甚至被人嘲笑、打击，也有可能继发抑郁障碍。

（三）青少年抑郁与其他情绪障碍

焦虑障碍、双相情感障碍、适应障碍等也是儿童青少年中常见的精神疾病。焦虑障碍包括分离性焦虑障碍、广泛性焦虑障碍、社交焦虑障碍、特殊恐惧症等。双相情感障碍又可分为双相 I 型和 II 型、环性心境障碍等。

相当一部分青少年患者将经历持续到成年的慢性焦虑过程，而焦虑障碍患者患抑郁症的风险也比普通人群更高。研究表明，58% 抑郁症患者共病焦虑障碍，其中共病广泛性焦虑障碍的比例为 17.2%，约四分之一的焦虑障碍患者共病抑郁症。

分离性焦虑是儿童期常见的一种焦虑，表现为与依恋对象（常常是妈妈）分开后极度不安，非常痛苦。妈妈不在身边时，他们可能会担心妈妈出意外、受伤、生病，也可能因此而不愿出家门，不愿上学，甚至不愿睡觉。当他们与妈妈分开或觉得要与妈妈分开时，会有肚子疼、恶心、呕吐、头晕等躯体症状。

有社交焦虑的青少年可表现为回避社交，如当众演讲、在外吃东西，或在社交情境中表现非常不安，他们会担心周围人对他们评头论足，担心自己与人说话时脸红，担心自己在社交中穿着不合适，担心自己吃东西的样子不够文雅等。

当以上焦虑反应严重到影响正常生活、社交、学习，且持续一段时间，则需要考虑共病。焦虑障碍与抑郁症的共病，使得临床表现变得更为复杂，可能出现更多的躯体症状，如疼痛、发抖、出汗、潮热、怕冷等，增加了焦虑抑郁症状的严重程度。患者可能会拒绝上学，低出勤率使得他们面临学业困难、丧失同伴关系，不仅会增加家庭冲突，也增加了物质滥用风险和自杀未遂的风险。

双相情感障碍表现为情感高涨与低落的交替发作。双相情感障碍躁狂发作的易激惹表现需要与抑郁障碍的易激惹相鉴别，当青少年除了表现出易激惹的情绪特点外，还表现出活跃、精力旺盛、活动增多、情绪亢奋、话多且快、自尊心膨胀时，需考虑双相情感障碍。有部分抑郁青少年患病若干年后会发展为双相情感障碍，这点需要引起家长的关注及重视。

适应障碍属于"应激相关障碍"。它是个体对某种或者多种具体的心理社会应激源表现出的适应不良反应，通常出现于应激事件发生后1个月内，少数可在3个月后延迟出现，一般在应激源及其后果结束后6个月内逐渐消失。适应障碍常伴有抑郁心境，因此需要与青少年抑郁加以区别。青少年遇到对其来说重大的应激事件，如进入一所新的学校、换了生活环境、与好朋友分开等，可能出现相应情绪反应或行为的变化，如流泪、悲伤、难过、无望等，但如果不符合抑郁障碍的诊断标准，需要考虑适应障碍而非抑郁障碍的诊断。

创伤后应激障碍（post-traumatic stress disorder, PTSD）也是"应激相关障碍"的一种。此类障碍发生前可能有重大创伤事件发生，如亲人离世、车祸、受到霸凌等。如果青少年总是会想起创伤性事件的体验或者场景，或总是梦到与创伤事件有关的经历，或处在一些与当时创伤相类似的场景中会不由自主地反复回想，或持续地回避与创伤性事件有关的刺激，显得过分敏感、警觉，则考虑诊断为PTSD。

（四）青少年抑郁与进食障碍

患有抑郁症的青少年常常会出现进食问题，表现为食欲差、不愿进食，也可以表现为不典型的食欲亢进、过度进食。若进食问题进一步发展，可能共病进食障碍。进食障碍包括神经性厌食、神经性贪食等。与普通人群相比，青少年抑郁更易共病进食障碍。进食障碍患者由于对自己身体过度不满，自我评价较低，可能继发抑郁障碍。同时由于对饮食的过度控制，引起营养不良、内分泌紊乱等躯体问题，也会引起或者加重抑郁症状。

（五）青少年抑郁与睡眠障碍

60%～90%患抑郁症的青少年有不同类型的主观睡眠问题，如晚上睡不着、白天醒不来、日夜颠倒，或者早醒、多梦、睡眠浅、容易醒等。而青少年由于青春期的大脑发育以及激素变化，也会引起睡眠调节问题，约有10%～40%的青少年会抱怨睡眠不足，或白天嗜睡、上课打瞌睡。睡眠障碍不仅仅是抑郁症状之一，也被认为和抑郁之间是互相影响、互为因果的关系。有研究表明，青少年时期的失眠症状可能是抑郁症的一个重要风险因素。

（六）青少年抑郁与成瘾物质使用

青少年抑郁患者中，也存在成瘾物质使用问题。有些青少年抑郁症患者以为可以通过饮酒来改善自己的低落情绪。同时，醉酒状态可以使他们认为自己有了"更好"的睡眠状态，由此逐渐增加饮酒量与酒精度。也有青少年患者会通过烟草使用或药物滥用来"改善"焦虑抑郁情绪。成瘾物质使用可能是继发问题，也可能是共病。研究表明，情绪障碍中，药物滥用的患病率为19.4%，药物滥用使罹患抑郁症的风险增加近5倍。

（七）青少年抑郁与自杀风险、非自杀性自伤、边缘性人格

抑郁症的青少年会表现出无望感、无价值感等消极观念，

常伴有自伤甚至自杀行为。5% ～ 10%的青少年患儿在首次抑郁发作后的15年内自杀身亡。大概60%的抑郁症患儿报告过自杀念头，约30%有过自杀企图。

非自杀性自伤是指不存在意识障碍或自杀目的的前提下，个体采用各种方式重复且故意伤害自己，但不具有致命性的行为。该行为严重影响青少年的身心健康。与非自伤青少年相比，自伤青少年表现出更严重的功能损害，存在边缘性人格特征的比例更高。有将近50%的非自杀性自伤行为的青少年患有抑郁症，而抑郁症也是引起青少年非自杀性自伤行为的重大危险因素。抑郁症患儿会采用故意割伤或戳伤自己、拔头发、用头撞墙、扇自己耳光等方式进行自我伤害。

青少年的边缘性人格障碍被定义为一种不成熟的人格发展模式，表现为努力避免被抛弃的行为模式、不稳定的人际关系、不适当的强烈愤怒体验，同时伴有冲动、自伤行为以及与压力相关的偏执意念等。研究表明，青少年抑郁、非自杀性自伤、边缘性人格障碍之间，存在潜在的病因重叠，三者相互关联又各自独立。

（八）青少年抑郁与精神病性障碍

青少年表现的抑郁可能继发于幻觉妄想等精神病性症状，如凭空听到有声音骂自己，觉得周围人都指指点点，议论自己，从而出现不开心、悲伤、难过。如果这些症状只出现在精神病性症状的病程中，则需考虑精神病性障碍，如精神分裂症、分裂情感性障碍、妄想障碍等。

以下是这一节的核心内容提要，你可以参考本节内容，试着回答以下问题。

● 青少年抑郁症会与其他疾病共病吗？请举例说明。

_____

_____

_____

➢ 青少年抑郁症可能与其他的躯体疾病共病，也可能与其他的精神疾病共病。

➢ 在对青少年抑郁症评估时，也需要评估有无其他共病的可能性。

青少年抑郁的危害性

青少年抑郁症不仅影响个人心理健康，而且会在学业、认知、自尊、社会交往和同伴关系、家庭关系等方面对儿童青少年产生功能损害或困扰，影响其生活质量。

（一）对学业的影响

抑郁情绪明显影响青少年的学业或自我成就感，主要表现在：

1. 注意力难以集中

抑郁的青少年可能会感到沮丧、消沉和疲惫，这些情绪可能干扰他们的注意力和专注力。注意力不集中会导致学习效率下降，无法有效地学习和掌握新的知识。

2. 记忆力受损

抑郁还可能对青少年的记忆力产生负面影响。抑郁症状会引起明显的兴趣下降、活动减少、睡眠障碍等，这些都会影响到患者的记忆功能。他们可能会忘记学习的内容或者无法将不同的知识点组合在一起，导致考试成绩下降。抑郁状态也可能影响大脑中关于记忆的器官——海马的结构和功能，导致学习能力进一步受损。

3. 精力不济

患抑郁症的青少年经常会感到疲乏无力、精神不振和缺乏动力，这些情况可能会导致他们无法完成学习任务，他们可能会放弃学习、抗拒去学校，导致休学或辍学。

4. 负性思维模式

患抑郁症的青少年常会陷入负面思维的循环中，例如认为自己无法成功、对自己的能力缺乏信心等。这些想法可能会降低他们对成功的预期，导致他们无法充分发挥自己的潜力，从而影响学习。

由此可见，抑郁症会导致青少年注意力难以集中，精力缺乏，学习兴趣减退，继而成绩下降，甚至厌学、逃课等。部分青少年无法坚持学业，可能会在父母的迁就下足不出户、沉溺于电子产品等，最终休学或辍学。

（二）对认知（思维）的影响

青少年抑郁症患者的思维方式更加消极，也普遍缺乏解决问题的能力，习惯性的消极归因让他们容易对未来失去信心。

抑郁症个体对生活事件进行消极解释的原因，在于他们采用了有偏见的消极视角来解释事件。比如考了好成绩却认为只是侥幸，并贬低自己的能力，也经常忽略别人的表扬。他们的注意狭隘地长期集中在负性事件上。在他们看来，小小的挫折就是巨大的灾难，看不到任何获得快乐和满足的希望。抑郁更严重的少年会认为生活中的困难不可能解决，困难的情境无法摆脱，进而生出绝望、无助，甚至会想到用自杀的方式解脱。

此外，研究还发现抑郁会对青少年的沟通技能和决策能力产生负面影响。与其他人相比，患者对信息的处理能力及效率往往较低，在解决问题时表现得较为消极、心态较不积极和谨慎。这些认知方面的不良影响可能会使患者更多做出错误决策，并导致他们在学业上或日常生活中遇到问题。

（三）对自尊的影响

抑郁症患者的消极心态会影响其人际交往和社交能力。而缺乏积极的人际支持会使他们陷入孤独状态，产生低自尊，主要表现在：

1. 自我评价过低

抑郁的青少年通常对自己的行为和表现持怀疑态度，并且在公共场合时表现出自卑、羞耻和紧张的情绪。这会让他们进一步退缩，不敢参与到社交互动中去，导致孤独和孤立感日渐加剧。

2. 容易自责和过度内疚

患有抑郁的青少年认为自己存在的问题和错误都归因于自己，容易出现过度内疚的现象。他们认为，如果自己的付出没有得到回报或者造成了错误后果，那么自己应该承担全部责任。这种想法会让他们在经历打击或挫折时更容易陷入沮丧和自我怀疑的负面情绪。

这样的低自尊、孤立感和人际关系破裂会加剧抑郁，形成恶性循环，最终导致更多的困难及自我放弃。

（四）对社会交往和同伴关系的影响

1. 社交回避

抑郁会使青少年变得更加沉默寡言，对不熟悉的人、新环境和陌生场合避而远之。这种社交回避可能会影响到正常的社交互动，造成与他人之间的疏离和冷漠感。

2. 人际关系受损

对于青少年来说，同龄人之间建立真诚的人际关系至关重要。但是，对抑郁的青少年，由于主观上对自我的评价降低，与同龄人建立真诚人际关系的难度增加，进而会产生社交上的挫败感。

抑郁会让青少年缩小自己的社交圈子，疏远朋友甚至拒绝与外界沟通。即使在与家人或亲密同伴交往的时候，他们也很难积极参与，表现出明显的消极态度。

（五）对家庭关系的影响

1. 家庭关系紧张

抑郁症状通常会使青少年变得情绪低落、易怒、疲倦，难以与家人沟通或建立亲密关系。这可能引发冲突和不理解，从而加剧家庭关系问题。

2. 家庭功能受损

抑郁会干扰家庭中的正常功能，包括家庭成员之间的相互支持、共同解决问题和完成日常任务的能力。青少年受疾病影响会失去兴趣、缺乏动力，无法履行他们在家庭中的责任，如学习、家务等，这可能给其他家庭成员带来额外负担。

3. 父母的心理压力

父母对于孩子抑郁的情况通常会感到担心、困惑和无助。他们可能陷入自责，怀疑自己的育儿能力，并试图寻找原因和解决方案。这些心理压力可能对父母的情绪和健康产生负面影响。

4. 兄弟姐妹关系受影响

抑郁可能让同胞兄弟姐妹感到困惑和无助。他们可能觉得被忽视或无法理解为什么自己的兄弟姐妹情绪低落。在家庭中，他们可能需要更多帮助或支持抑郁的家庭成员。

（六）其他方面的危害

青少年抑郁还会导致躯体疾病的发生和进一步加剧，比如，抑郁患者的睡眠质量会下降，可能导致易感染疾病。抑郁也常促发或加重胃肠道问题、皮肤过敏等，这些都会进一步影响到青少年的学习和生活（详见表1-7）。照护者应根据患者实际情况协助或配合治疗，并通过心理辅导和营养调整等手段改善他们的情况。

表1-7　青少年抑郁导致的其他危害

危害方面	具体表现
睡眠	失眠、早醒、嗜睡
营养和胃肠道功能	食欲减退或没有食欲，进食减少以至打嗝、恶心和呕吐
体重问题	消瘦或因压力过大暴食导致体重增加
女性生理健康问题	月经周期的异常、子宫内膜异位症和其他生理问题
家庭和社会成本	失落、消沉、自伤甚至自杀，给青少年家庭带来巨大痛苦，也带来巨大的社会成本

　　总之，青少年抑郁不仅影响个人身心健康，给家庭带来痛苦，而且会带来严重的社会后果。对于青少年抑郁的防控与康复治疗，也需要个人和家庭及社会的共同努力，从多个方面积极预防和治疗，为青少年提供更好的身体和心理健康保障。

　　以下是这一节的核心内容提要，你可以参考本节内容，试着回答以下问题。

● 青少年抑郁的危害有哪些？

● 青少年抑郁症状对躯体的影响有哪些？

温馨
提示

　　如果孩子得了抑郁症，为了更好地避免抑郁的危害，建议家长除了尽快寻求专业帮助外，还应该：

　　➤ 平时多注意孩子对自我的评价；

　　➤ 鼓励孩子多社交，帮助孩子解决可能出现的社交问题；

　　➤ 关注孩子出现的身体不适情况，尤其在各种检查无异常的情况下，要考虑可能有抑郁的情况。

青少年抑郁的预后

孩子得了抑郁症，很多家长都想知道预后到底怎么样，会问孩子治疗后多久能返回正常的学习和生活状态，是否可能出现并发症、后遗症。青少年抑郁的预后其实取决于许多因素，如是否及时发现就医并进行早期的规范治疗、疾病的严重程度及支持系统的质量等。

（一）预后与早期诊断及早期干预密切相关

如果患病的孩子能得到及时有效的治疗，抑郁症状可以得到缓解，即使不能完全治愈，也可以避免长期的痛苦和社会适应性下降。

早期诊断对于治疗青少年抑郁至关重要。由于抑郁症状在青少年期往往是非特异性的，同时青少年也可能由于觉得说出来没有用或病耻感等，不会和父母及朋友倾诉自己的感受。很多患者和他们的亲属、老师会将其误认为是"情绪波动"，而忽略了相关症状对生活、学习和心理健康的负面影响。早期诊断需要家长和学校老师及时了解和重视孩子的情绪变化，意识到孩子面临的情绪困扰，及时和心理老师沟通，做简单的评估，并及时转介到专门机构。专业人士（精神科医生或心理治疗师）可以对孩子进行评估，并指导治疗。

早期干预和治疗可以帮助抑郁的青少年更好地改善抑郁症状，并提高治愈率。研究表明，心理治疗和药物治疗都能够显著改善青少年抑郁的症状。心理治疗，如认知行为疗法，是一种治疗抑郁症的常用治疗方法。其通过帮助患者认识和改变负性思维，学习应对压力的有效技能，并加强社交和沟通能力，以指导患者走出抑郁情绪。药物治疗，如选择性5-羟色胺再摄取抑制剂（selective serotonin reuptake inhibitors, SSRIs），是青少年抑郁症状严重时的另一个治疗选择，尽管可能存在一些副作用，但在专业医师的帮助下可以尽快地帮助青少年改善抑郁情绪。

心理教育对于抑郁青少年的心理健康非常有益。专业人士可以通过讲座或小组交流等形式来向抑郁青少年及其家长传达各类有关疾病认识，提升自我意识方面的知识。此外，运动也是治疗抑郁症的方式之一，因为运动能促进有益化学物质例如内啡肽和多巴胺的释放，从而起到减轻压力和调整心理状态的作用。需要指出的是，这些药物和治疗方法各有优点，但均需要一段时间方可见效。

（二）症状的严重程度会影响预后

轻度抑郁症的治愈率通常较高，在70%左右。早期干预和治疗可以缓解轻度抑郁症的症状，并避免病情发展成更严重的疾病。帮助青少年做好身体保健、调整规律的饮食和作息习惯、采用正确的心理干预措施、提高社交技能和参与有意义的娱乐活动等综合措施有利于提高治愈率并改善患者的预后。

对于中度抑郁症，治疗可能会历时数月，并且在治疗过程中可能会存在一些困难和复杂的非特异性症状。在这种情况下，进行全面评估和制定个性化的治疗方案是至关重要的。在此期间同时采取药物治疗和心理干预可以更好地缓解症状，预计中度抑郁症的治愈率约为50%，而且需要在症状缓解后持续监测和治疗一段时间，逐渐减少药物剂量并坚持心理干预。如果患者反复出现抑郁情绪，则需要额外的诊疗进程并加强支持。

重度抑郁症患者的治疗周期可能会较长，达到数月甚至数年。由于症状的严重性，患者不仅可能存在自杀风险，还可能需要住院治疗，配合相关药物治疗等。研究表明，严重抑郁症的治愈率约25%，并且其后遗症和并发症可能比轻度和中度患者更严重，包括吸毒、饮酒、自杀或自伤等。因此，对重度抑郁青少年，只有高度个性化、全面细致的医疗方案才可能起到很好的作用。在治疗过程中，家庭成员、朋友的帮助和支持也非常重要。同时，这些青少年更易受到心理危机的困扰，需要不断给予关注和支持。

青少年抑郁症是轻度、中度还是重度，这将影响到预后情况。及早发现、及时治疗、个性化治疗以及心理支持和社会支持都是预防和治疗该疾病过程中必要的条件。

（三）治疗中的家庭和社会支持

抑郁青少年需要稳定、温暖和体贴的家庭环境，并需要结交可以理解和支持他们的好友。理解和支持能够减轻他们的消极情绪，增强他们的自我调节能力，帮助他们重获对生活和社交的信心，这样也能对疾病的预后产生积极影响。青少年抑郁症的治疗和预防需要具体的家庭和社会支持。以下是一些可能对青少年抑郁预后有益的家庭和社会支持措施：

- 家庭支持：患有抑郁症的青少年需要获得家庭支持，包括及时沟通信息、感情和实际方面的支持。父母应该花更多时间关注孩子、与孩子沟通，了解其内心的感受和需求。

- 朋友支持：社交支持和朋友间的互动对抑郁青少年来说非常重要，不亚于父母的支持，这有助于缓解青少年抑郁的痛苦感。一个充满理解和支持的友好环境可以帮助改善他们的情绪和自尊。

- 学校支持：在学校积极开展抑郁症相关主题的健康教育，让教师及学生学习到相关的知识。老师在察觉学生有不良的情绪时，应多和学生谈心交流，理解学生的感受；同时，学校和教育机构应该提供适当的课外活动和娱乐设施，鼓励学生参与社交和锻炼身体。

- 社会组织支持：各种社会志愿组织、热线、网络咨询平台和公益项目可以向互联网用户提供相关信息、资源、服务以及相互交流的机会，这些可能帮助到许多抑郁症青少年及其家属。

- 政策与社会环境保障：相关政策法规和社会环境的改善也是预防青少年抑郁症发生和促进康复的关键，如建立健全排除暴力、校园霸凌和各种诱因的系统，完善社区卫生服务体系等。

（四）青少年抑郁的转归

有部分青少年抑郁症会转归为双相情感障碍。家长需要密切关注孩子身上有没有情感高涨、话多、亢奋的情况出现，如果出现，需要及时就医。另外，抑郁症可以增加个体通过药物或其他物质寻求安慰和逃避现实的倾向，从而增加物质依赖的风险。但并非所有青少年抑郁症都会发展出物质依赖。

青少年抑郁症的康复与家庭、社区、教育机构、医疗机构等多方面的共同努力密不可分。有效的大众宣传、多元化治疗方法和具体的社会支持，能够预防及治疗青少年抑郁症，同时能提高患者的生活质量和康复率。总之，对于抑郁症的预后需要多角度地考虑。除了早期干预和医院治疗外，家庭和社会支持也是非常重要的因素。与此同时，还需要注意身体健康和心理健康的各种维系方式。针对不同严重程度以及个体化的问题，应对症下药，选择最适合的方式。

以下是这一节的核心内容提要，你可以参考本节内容，试着回答以下问题。

● 青少年抑郁的预后和哪些因素有关？

_____

_____

● 青少年抑郁的严重程度与预后之间有怎样的关系？

_____

_____

> 青少年抑郁的预后与健康知识普及、支持环境、疾病的严重程度、诊疗条件等诸多因素相关。

> 及时发现并就医、早期规范治疗、提升支持系统的质量等，都有助于改善青少年抑郁的预后。

2 ｜ 技能篇

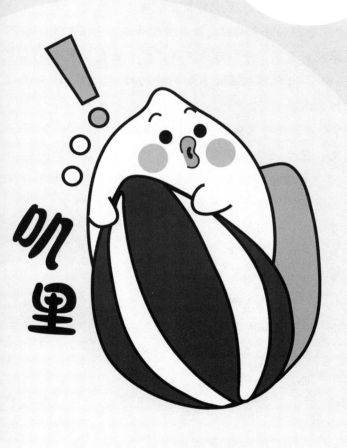

转变，从照护者态度开始

诊室外：初二女孩小珍，穿着宽松的运动校服，低着头玩手机。旁边的母亲焦虑地看着叫号屏幕。学校老师说孩子在学校用刀划了手，母亲不得已才带着孩子来医院就诊。如果今天拿不到医生开的"没问题"证明，母亲担心老师会不让孩子回学校。来医院前，母亲并不知道，精神专科医院还有儿童青少年心理门诊。

诊室里：医生招呼孩子坐下。"今天为什么会带孩子来医院？""老师要我们来的。"母亲如实回答。"孩子遇到了什么困难？""我觉得她挺好的……都是小事吧。"小珍却低着头开始呜咽起来。医生轻柔地提问："心里很烦？总是想发脾气？不想出门？总觉得没力气？对什么都不感兴趣？睡觉不太好？胃口也变差了？总觉得别人不喜欢你？……"小珍点头，并抬起头看着医生："为什么初次见面，医生就知道我遇到了哪些问题呢？"母亲也开始疑惑，这些在自己看来稀松平常的事，也能算有问题？看来，事情并不那么简单。

这样的场景，在儿童青少年心理门诊，每天都在上演。

不少家长会说："我们以前哪有这么多不开心？""很多不愉快的事，我们小时候也经历过，后来也就好了，怎么到了孩子这里，就都成了问题？"还有很多人会质疑："孩子说自己不舒服，是不是在装病？这样就可以回家休息，不用写作业，可以打游戏了？"也有家长认为："孩子不过是青春期叛逆而已，我觉得都是正常的，怎么就被医生说是抑郁了呢？""是不是因为孩子的同学有抑郁症，我的孩子被对方影响了？远离那些有抑郁的孩子，我的孩子就会好了吧？"这样的疑惑，并不少见。

疑惑，是因为对抑郁不了解，而随着获取信息的途径日益便捷，"抑郁症"被越来越多的人所熟悉，大家也渐渐不再避讳讨论抑郁症。可是，很多孩子因为抑郁而放弃生命的消息，还是频频出现在各类媒体上。为了减少这样的事情发生，照护者必须转变态度、提升照护技能。

那么，作为孩子的照护者，哪些是可取的态度呢？

（一）客观看待孩子，减少"主观滤镜"

俗话说："瘌痢头儿子自家好。"但在孩子生长发育过程中，家长还是应该对一些异常的情绪和行为表现加以重视，客观对待。

比如小珍的母亲，其实早在孩子进入初中后，就发现了她手上的划痕。可是孩子总说那是不小心碰到的，母亲信以为真，想着不过是件小事情。母亲也曾隐约听小珍说起过，同学丽丽总是会哭，好像还吃了药。母亲在小珍面前曾经嘲笑过丽丽"孩子怎么会抑郁，哪需要吃药呢"。这让小珍害怕自己也被母亲嘲笑，所以总是努力挤出笑脸。另外，不知从何时开始，小珍变得很不愿说话。母亲先入为主地觉得小珍只是内向、文静，话少一些也没关系，不会闯祸，大人也省心。这些主观臆断，影响了对孩子真正情绪问题的判断。而小珍的父亲则认为孩子应该勇敢，应该独立面对很多问题，忽略了孩子在应对情绪等问题时是需要帮助的。

（二）提高关注度，了解相关专业信息，做到心里有底

孩子有时很难准确表达自己的情绪，家长则要做有心人，及时接收到孩子发出的求助信号。比如孩子沉迷于电子产品的使用、不愿上学、回避和他人交往等行为的背后，都可能是抑郁在"捣鬼"。有的孩子会感到很绝望，看不到未来，觉得自己很糟糕，觉得自己是父母的累赘，如果没有自己，父母会更快乐，甚至出现自伤行为……对于这些信号，父母不应掉以轻心，需要即刻带孩子至心理科或精神科就诊，而不是到问题更严重时，才意识到孩子可能是需要帮助的。

（三）多陪伴，更能洞察到孩子的情绪变化和行为问题

有的家长自己工作很忙，对孩子的日常生活、情绪变化

了解不多，到家也只是过问学习情况，如果孩子成绩好，就觉得没有问题，成绩不好了，才会想到找原因。有的家长听到孩子谈论学校的情况就觉得"头大"，"你怎么这样烦？""不要整天哭丧着脸！""我已经忙了一天了，你能不能不要来打扰我！"当家长用这些态度对待孩子时，他们就更不会也更不愿表露心中的想法了，甚至会"报喜不报忧"。这让家长有一种错觉——孩子没什么问题。有的家长则比较注重陪伴，能及时了解孩子的学习生活、同伴交往、困扰等，当孩子出现变化时，家长就能及时察觉到。

（四）增加家校沟通，多角度了解孩子的状态

孩子不只在家里活动，学校也是孩子每天出没的地方。在学校，老师可以通过横向比较，察觉到孩子和其他同学的不同之处，而家长只面对一个孩子，就很难去衡量行为是否有偏差。老师也常常能较早发现孩子的情绪问题，因为孩子上学的时间长达8个小时，比较容易暴露问题。比如，孩子出现话少、孤僻，或者在学校里发脾气，有一些过激行为如推桌子、摔本子等；也有的孩子回避上台演讲，被老师点名站起来回答问题也会感到紧张、发抖、脸红，而这些社交恐惧相关的表现，在家里很少会出现。有些老师不仅观察仔细，会给家长描述当时的场景，还会用手机记录孩子的情况，让家长更直观地了解事发的情形。老师也可以帮助家长从多角度分析孩子的行

为、情绪，探索背后的原因。所以家长要和老师积极沟通，做到家校合作，及时发现相关问题。

 以下是这一节的核心内容提要，你可以参考本节内容，试着回答以下问题。

● 作为孩子的照护者，应该采用怎样的态度来看待青少年抑郁？

如果孩子得了抑郁症，建议家长：

➤ 寻求更多资源来帮助孩子。

➤ 理解和接纳孩子目前存在的困难。

➤ 多陪伴，多倾听。

出现情绪问题时，如何求助？

通过前面的介绍，我们知道青少年情绪问题的产生是多方面原因所致。而当面对这些异常情绪时，他们可能会感到不舒服，但不知如何求助。家长也会感到迷茫，尽管自己也明白需要改变亲子沟通方式、建立亲密关系、积极关注孩子，但却不知如何具体去做，遇到困难的时候也不知如何求助。下面我们就来聊聊寻求帮助的一些做法和途径。

（一）教育部门提供的资源

除了家庭，青少年接触最多的就是学校，很多情绪问题会出现在学校里，因此家长们可借助校方资源。按照教育行政部门要求，各地中小学校都应配备专兼职心理老师，有的还设有情绪发泄室、沙盘游戏室、心理咨询室，针对不同年级孩子的常见心理问题开展在校辅导。家长可以了解学校的心理资源配置，当孩子出现情绪问题或者其他心理问题时，第一时间向学校的心理老师求助。除了寻求学校支持，还可以利用相关教育机构、未成年人保护中心的资源。

以上海为例，目前全市十六个区都设有中小学心理健康辅导中心，配备专门的心理老师及咨询师，有需要时，还可拨打热线电话咨询（各区心理中心信息见附录中"可利用的资源"部分）。全国其他地区的家长可以询问当地教育部门，以获得相关的资源信息。

另外，许多专科医院或综合性医院的心理科、儿少科也在与学校共同探索"医教结合"模式：让医生走进校园，让老师进医院儿少心理门诊跟诊学习。通过定期开展义诊咨询、考前情绪疏导、在线讲座互动等，给学生和家长提供帮助。此类资源可以通过校园、教育部门及医院官方途径发布的通知来获取。

（二）求助专业途径

心理热线是大众获得心理支持、面对心理危机时可以及时倾诉和求助的通道之一。具有心理咨询资质的志愿者们可提供专业的心理服务，这对青少年来说，是一条便捷、安全、暖心的心理疏导和关怀通道。"12355"青少年服务台是共青团中央设立的青少年心理咨询和法律援助热线电话，由各级共青团组织建设和维护，有需求的青少年可在每日9时至22时30分，拨打12355转1号线联系专业心理咨询师进行答疑解惑。

每个地区都有官方的心理热线，例如上海市心理热线"021-962525"，是一条由政府支持，市卫健委、市教委联合指导，上海市精神卫生中心、上海市疾病预防控制精神卫生分中心、上海市健康促进中心、各区精神卫生中心等多家专业机构共同组建和实施的公益热线，提供7×24小时全天候的服务。在心理热线咨询中，若判断有高风险的案例，会建议家人实行24小时陪伴，留下地址和联络方式，配合相关部门进行危机干预，如有可能应立即送至医院就诊。

随着大众对心理健康的日益关注，社会面也出现了很多心理咨询机构或线上咨询服务。相较于教育和医院的资源，这些途径更容易获得。但此间存在隐患——部分机构无法保障专业性，技术水平也是良莠不齐。家长在进行求助时，一定要注意甄别机构和治疗师的资质，切忌病急乱投医。若家长发现青少年的情况严重，异常情绪已经干扰了日常生活和学习（例如无法听课、入睡延迟、进食减少等），甚至伴随异常行为（冲动、易激惹、自伤等），通过交流沟通或心理疏导都无效，且持续超过2周以上时，建议及时带孩子至专业医院就诊。和精神科或心理医生讨论症状和感受，有助于医生确定诊断并选择最佳治疗方案。

有些家长会疑惑：青少年应该去什么医院就诊？应该看什么科？是看成人科还是儿科？是找心理咨询师还是精神科医生？事实上，根据地区不同，就诊的科室也略有差异（参考下表2-1）。表2-1中列举的是上海地区就诊医院及科室。全国其他地区的家长可以询问当地的卫健委，获得相关的信息，以便找到合适的医院及科室。除了就诊医院及科室的选择，家长还应注意，精神/心理科医生和心理咨询师工作内容不尽相同，建议首选精神/心理科医生看诊。医生通过访谈、评估及诊断，会对来访者出具相关的治疗建议，后续可能需要心理咨询师或治疗师配合一起对青少年进行治疗。目前大多数医院就诊需要在网上提前预约，一些医院开设互联网诊疗平台，家长可以关注官方渠道。

表2-1　就诊医院及科室建议

医院性质	科室	举例（上海）
精神卫生中心/精神专科医院	儿少心理科	上海市精神卫生中心儿少科门诊
区级精神卫生中心	心理科/儿少科	16个区精神卫生中心儿少门诊
综合性医院	心理科	瑞金医院、中山医院、仁济医院、同济医院、长征医院、东方医院、第六人民医院、第一人民医院、华山医院的心理科门诊
儿童/儿科医院	心理科	新华医院临床心理科、复旦大学附属儿科医院心理科、儿童医学中心心理科、儿童医院儿保科门诊

思考题　以下是这一节的核心内容提要，你可以参考本节内容，试着回答以下问题。

● 通过本节的介绍，你了解到哪些求助的渠道？

_____

_____

_____

温馨提示

➤ 抑郁症青少年的家长在照顾孩子时也承受着很多压力，因而要同时注意自己的心身健康状态。日常生活中应该加强锻炼、健康饮食、保持良好的睡眠、适当放松，以缓解压力和焦虑。

➤ 为了更好地给孩子提供持久的家庭支持，家长也需要多向自己的社会支持系统求助。可以寻求亲朋好友的支持，他们提供的情感支持、鼓励和帮助，会使家长感到更有信心去寻求治疗和面对；家长也可以与其他家庭成员交流，寻找共情和支持。如果需要，可以考虑寻求家庭治疗。

➤ 可以寻找各种社会资源的支持力量，这些社会资源可能是由专业医护人员或志愿者提供服务的非营利组织。或者加入一个支持团体，如抑郁症患儿家长团体，与其他家长分享经验和情感。这类团体可帮助家长更好地理解和应对抑郁症。

> ➤ 目前网络信息发达，家长可以使用正规的有专业性保障的在线资源，如相关医疗机构的科普微信、疾病宣教视听资料等，获取有关抑郁症的信息和建议。需要注意的是，大数据推送信息难辨真伪，不能盲目相信。

青少年情绪问题的就诊途径，来了解一下

一旦孩子决定去医院进行咨询，就诊路径就正式开启了。大家可能会经历初诊、复诊、各类评估和治疗甚至住院等过程。是不是听上去像"打怪升级"一样，让人感觉措手不及、压力山大？俗话说"不打无准备之仗"，本节就让我们一起来了解就诊途径以及就诊过程中的注意事项，帮助家长找到门道，与医生和治疗师共同陪伴青少年战胜"情绪怪兽"。

（一）就诊前准备

去医院就诊前，家长可以提前和孩子进行沟通和解释，缓解孩子紧张和抗拒的情绪。比如家长可以这样说："爸妈知道你最近心情不好，我们很担心你。也许这是因为我们的家庭遇到了困难。一起去专业机构咨询一下，看有什么能帮到我们的，好吗？"。切记不要让孩子觉得去医院是一种惩罚，是因为自己犯了错。

家长要提前了解医院信息，在官方渠道预约挂号，关注孩子近期的情绪变化、进食量、睡眠情况及日常活动，特别关注的问题可以记下来，以免就诊时遗忘。如果孩子最近有在

其他医院就诊和治疗经历，请将病历资料和检查报告提前整理好。

（二）门诊流程

首次进行心理咨询的未成年人，需要在监护人的陪同下至医院就诊（一般情况下初诊的未成年人不能单独就诊），建议是由和孩子生活在一起、对情况比较了解的家人陪同。

在首次咨询中，医生会分别和青少年及家长进行访谈。分开访谈的原因是青少年往往不愿意在家长面前谈论自己的情绪和困难。和家长的访谈中，医生会详细询问孩子的成长发育情况、性格特征及健康状况、在校的表现和人际关系、家庭的结构、家庭互动关系与功能、家族中有无相关疾病史等。这些问题不是为了满足医生的好奇心，而是为了更好地评估青少年情绪背后的影响因素。访谈重点还是围绕青少年的问题开展的，家长要如实描述孩子的客观情况，既往的患病经历、用药情况也需要提供给医生，必要时可以联系学校老师进一步补充。医生和青少年的访谈会更多涉及孩子本人的情绪感受、精神状态、具体困惑等，在访谈中医生也会评估目前病情的风险水平。

为了协助诊断或考虑药物治疗，门诊医生可能会根据情况开具一些检查，包括躯体方面的检查（心电图、头颅磁共振、脑电图、胸部CT、甲状腺功能指标、生化指标等），以排除躯

体问题（有些躯体疾病会引发精神症状），还会进行心理测验
（情绪行为相关问卷、神经心理测试等），以评估青少年的症状
和认知功能。汇总访谈和检查结果综合考虑后，医生会给出诊
断，指导下一步的治疗。就诊结束后，医生会预约复诊日期，
一般在治疗初期，建议两周左右门诊复诊。但如果青少年在服
药期间出现严重情绪波动或身体不适，可随时至门诊就医。家
长要注意做好精神科药物的管理，让孩子按医嘱用药，以免漏
服或错服药物。此外，不建议让孩子自己保管药物。除了药物
治疗，很多患有情绪障碍的青少年需要结合心理治疗，父母的
参与也很重要，可以咨询医院是否具备心理治疗的资源。

（三）入院流程

如果孩子在门诊治疗一段时间后症状改善不明显，或者
来诊时症状已比较严重，医生评估后会建议住院治疗。若青少
年及家长也有接受系统治疗的意愿，家长可以提前了解以下
信息：

◆ 考虑是否住院时：

（1）医院是否有专门针对青少年的病区环境；

（2）医院是否可以为青少年提供具体治疗方案；

（3）住院期间是否需要陪护；

（4）住院需要的诊疗时长、费用等。

◆ 确定需要住院后：

（1）在门诊开入院单，提交入院申请；

（2）等待后续通知办理住院的日期；

（3）了解办理住院的具体流程；

（4）了解需要完成的入院前检查；

（5）准备住院期间需要的生活用品（具体信息可以关注医院科室的官方网站或小程序）；

（6）建议留下住院部的联系方式以便后续及时沟通。

表2-2　门诊检查项目及内容

检查项目	目的	内容
精神科访谈	明确诊断、鉴别诊断	主要是医生访谈家长和青少年，采集基本信息、过往病史、具体的症状表现和情感体验、精神检查
心理测验	协助诊断，评估严重程度、功能水平及共病	自评及父母填写问卷（例如儿童焦虑性情绪筛查量表、儿童抑郁量表、症状自评量表、人格测试、认知功能测试等）

检查项目	目的	内容
脑器质性疾病筛查	全面检测青少年的神经系统，排除脑损伤或病变引起的情绪障碍	头颅MRI或头颅CT、脑电图
脑功能筛查	系统性筛查青少年的大脑功能	脑诱发、事件相关电位、功能近红外光谱成像
躯体疾病筛查	筛查心脏系统，排除躯体疾病	心电图、胸部CT/X线
血液检验	评估躯体情况，指导用药	甲状腺功能、肝肾功能、血常规、电解质、心肌酶谱、血药物浓度等

　　确定住院日期、完善相关检查后，家长应按时带孩子到住院部，跟随医务人员完成入院流程。家长将签署住院同意及治疗知情同意书、缴费等，医生和护士会分别和家长采集信息，也会对青少年进行详细的专业精神检查和必要的身体检查（尽管有些问题可能在门诊已经反复询问过），按要求办理好入院相关手续后，医务人员会进行后续的治疗。

（四）住院及出院流程

儿童青少年住院后，经过住院医师、主治医师和主任医师的三级查房并明确诊断后，医生会根据病情来制定个体化治疗方案，包括：药物治疗、躯体问题对症治疗、心理治疗、康复治疗、物理治疗等。需要了解的是，住院治疗主要是针对发病急性期、病情较严重、存在治疗困难、门诊治疗风险较高的个体，有时住院并不能解决所有困难。若经过一段时间的治疗，青少年的情绪症状明显缓解、治疗目标基本完成、药物方案基本稳定，医生评估风险较低，再结合青少年和家长的意愿，可以考虑办理出院，在门诊继续进行后续的治疗（药物治疗+心理治疗+康复治疗）。

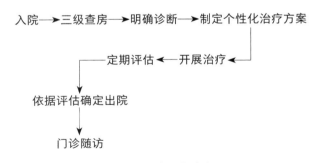

图2-1　住院及出院流程

思考题

以下是这一节的核心内容提要，你可以参考本节内容，试着回答以下问题。

● 你掌握青少年情绪问题的就诊途径了吗？

温馨提示

　　门诊和住院有时不能完全解决处于困境中的青少年的心理需求，另外有些孩子，经过住院之后已进入疾病康复期，这时就需要学习怎么重新融入社会。面对这些需求，很多医院及社区开展了青少年的医院外康复服务，帮助青少年逐渐恢复功能，回归正常生活。

　　➤ 医疗系统资源：医生及心理治疗师通过提供情绪调节技能训练、人际技能训练、家长课堂、行为管理技巧课程等帮助青少年及家庭解决困扰，促进心理健康。

　　➤ 社会资源：社工部及教育部门可能提供绘画、手工、雕塑等康复项目，定期开展艺术活动，让孩子们发挥自身特长，或者组织孩子参与公益活动，通过"助人"的方式"自助"。

➢ 家长自助小组：家长可以加入互助小组，获得更多关于疾病和康复的咨询，也可以与其他家长相互鼓励、缓解压力。

积极配合对治疗与康复很重要

青少年经常在他们不开心的时候远离自己的父母，或者把他们的愤怒发泄到父母身上。当孩子抑郁时，家长如果运用权威说教、辱骂和责备孩子，不仅不会减轻孩子的症状，还会加重问题，使亲子关系恶化。

一次抑郁症发作通常持续6至9个月，若不及时治疗，对大多数青少年来说，可能就会耽误整个学年。且若不及时治疗，可能会出现滥用药物、饮食失调、身体甚至生命受到威胁等风险。未经治疗的抑郁症青少年在人际关系方面也可能有持续的问题，这会导致抑郁症状加剧，甚至慢性化发展。

有些家长有病耻感，觉得去了精神专科医院，就意味着孩子有精神病；如果医生给孩子开了处方药，就意味着孩子发"神经病"了，会感到更为羞耻。甚至不少人认为"吃精神科药会变傻"。实际上，流行病学调查显示，我国儿童青少年精神障碍患病率约为17.5%，其中重性抑郁障碍占2.0%。这些数据不仅说明精神疾病和躯体疾病一样是正常的疾病种类，更提示我们儿童青少年中包括抑郁在内的精神障碍十分常见，需要得到广泛关注，做好预防工作，早发现、早诊断、早治疗！目前临床上常用的抗抑郁药，主要是通过调节脑内紊乱的神经递质，达到改善情绪的效果，不仅不会使孩子"变得呆傻"，而且有助于抑郁的孩子尽快恢复正常的注意、记忆等认知活动，以及学习、生活等兴趣与动力。

如果孩子已经确诊了抑郁障碍，家长越能积极配合孩子的治疗，孩子的病情也越容易得到缓解。那么，家长具体可以为患抑郁障碍的孩子做些什么呢？

（一）正确面对

1. 接纳

作为家长，首先要了解青少年抑郁症的症状和表现，以便及时发现问题。其次，要勇于承认孩子生病了，看到他们的痛苦和努力，承认他们正在经历的痛苦和悲伤，不要试图通过言语让孩子摆脱抑郁症。告诉处在抑郁病患中的青少年类似"振作起来"的话，不但不会奏效，反而会增加无价值感、负罪感和失败感，对孩子造成二次伤害。也不要急于证明自己是对的，即便你说的是对的。最好的方式是，把对错放在一边，与青少年共情同理，理解他的感受。理解是帮助的第一步，当你开始理解他了，就开始真正帮助到他了。之后，不要总想着去解决问题，而是去倾听他的苦闷，让他知道有人在乎他、陪伴他、支持他、接纳他。

2. 学习

家长可以主动搜集青少年抑郁相关的专业知识（比如阅读本书或关注与精神［心理］相关专业网站等），获得青少年抑郁防治相关知识。通过学习，照护者应当认识到，尽管严重程度可能不一样，应对措施也可以"分级分类"，但青少年抑郁作为一种精神疾病，并不会"过几天就好起来"，也不是通过让孩子专注于学业、运动、朋友就能让心情平静下来；还应当了解，抑郁障碍并非只是孩子"有点困扰"、接受几次心理咨询或者花几个星期同治疗师谈一谈就可以解决的。心理咨询和心理治疗固然重要，但药物的介入才是目前治疗严重抑郁症的主要形式。同时，一旦开始实施治疗方案，照护者就需要主动和医生建立良好关系，全面了解孩子的症状、病情、治疗方案、药物不良反应的知识及应对策略。

3. 建立联盟

家长之间或者家长与长辈之间对疾病的治疗要达成共识，配合医生的治疗并给予心理支持。同时要与老师沟通，了解孩子在学校与老师、同学的相处情况、学业情况等，便于更全面掌握孩子患病的原因、诱发因素、情绪行为表现等基本信息。也可以与同样患病的孩子的家长建立联系，交流对疾病的认识、积极有利的康复措施、自己的感受体验等，相互帮助，提升认知，获得心理支持。

（二）参与治疗

孩子有抑郁症风险时，家长等照护者应鼓励并陪伴孩子到专业机构寻求心理帮助。青少年抑郁的治疗，不是单一地对孩子进行治疗，而是需要家庭、学校及临床医生和/或心理治疗师协同合作。家庭支持起着承上启下的作用。在治疗期间，家长应给予孩子足够的支持和理解，关注孩子的情绪变化和病情进展，创造一个积极、温馨的家庭环境。

对于罹患抑郁症的孩子，不同的治疗方式需要不同程度的介入。如果青少年需要药物治疗，家长要鼓励及督促他们按时服药，并密切观察药物的效果和副作用。心理治疗中，需要家长在心理治疗师的指导下，调节好焦虑情绪，理解并学习如何与孩子进行良性互动沟通。同时，还要陪伴孩子面对外界的压力及困难，在尊重孩子想法的前提下，帮助其与老师及学校进行沟通交流，取得外界的理解及帮助，解决现实困难。

心理治疗中非常重要的是，父母应该忍住让治疗师"站到自己一边"的冲动，要尊重治疗师的中立态度。父母的一些恳求话语，如"你不能告诉她我知道这些，但是……"或"不要告诉她，但是……"，都会使正在进行的治疗变得困难。孩子对被轻视的感觉非常敏感，任何让他们感觉到治疗师和父母在联合"针对"自己的迹象，都有可能摧毁后续的治疗。

有时孩子在诊室的时候，再三让医生或心理咨询师放心，表示自己感觉挺好的。他们的行为和情绪似乎也很正常，只是一转眼家长或其他照护者又会焦急地说"她没告诉你她拿刀划手吗？""……三个晚上没睡了！""……暂时休学了！"……与大众的普遍认知相反，心理医生并不能读心！因此，家长在治疗中既要尊重孩子的隐私，又要如实反映孩子的病情，不掩盖或否认问题，认真观察和记录孩子的行为、情绪和生活习惯。和孩子一起去见医生或心理咨询师时，家长可以当着孩子的面，分享观察到的情况和所关注的问题，这样可以避免误会，确保所有人（治疗者、照护者和孩子）都能在相同开放条件下开展互动交流。也许这样做有时会让人感到不舒服，但这正是治疗的目标所在——当家庭找到了一种可以共同直面问题的方式和讨论空间，才能更好地解决问题。

（三）重视安全

刚开始产生自杀念头的青少年会感到非常羞愧。他们常称"感到绝望""无法继续下去""没有我，他们会过得更好""我的所有痛苦马上就要结束了"等，但可能不会表达自我毁灭的真实想法。照护者千万不要忽视这些话，也不应抱以歧视的态度，认为他们软弱，而要进一步澄清这些想法。找一个安静的地方和孩子坐下来进行一对一对话，了解他们的情况、感受和想法，并在谈话中表现出理解、尊重和关心。也不要回避询问

"你是否有伤害自己的想法"之类的问题，如果你的孩子表现出有自杀的想法或计划，需要详细询问他们的意图、实施计划的时间及方式，理解他们的情绪并联系专业人员寻求帮助。

需要注意的是，从抑郁发作转向恢复期间，也可能是自杀行为风险特别高的时期。对于因抑郁而导致自杀意念或行为的人，有时因为情绪开始好转，精力水平和行为能力改善，自我伤害的风险反而变高了。另外，如果青少年存在混合症状（情绪低落和焦虑不安、冲动行为），可能也会有较高的自我伤害风险。因此，在抑郁恢复期间，如果孩子释放出自杀风险信号，也不能掉以轻心，更不能开那些诸如"你要是有抑郁，就没有人正常"之类的让青少年感到不被理解和接纳的玩笑。

提前制定一个危机干预计划很有必要，这样可以在孩子有严重自杀风险时立刻采取行动。如果家长很担忧自杀问题，孩子又不肯配合风险评估，可以强制进行危机干预。记住，这是在保证孩子的生命安全，而不是惩罚。当亲人安全存在风险时，不应该考虑别人会怎么想、怎么看。如果情况变得危急，请拨打报警电话。例如，有的抑郁症青少年过量服药，导致生命危险，家长应立即拨打急救电话或前往最近的医院急诊处理。同时，应该记录孩子所服药物的种类、剂量和时间，并将这些信息提供给急救人员或急诊医生，以便及时采取正确的治疗措施。

以下是这一节的核心内容提要，你可以参考本节内容，试着回答以下问题。

思考题

- 劝说抑郁青少年"振作起来"，可能对其产生什么样的影响？

....

....

....

- 在家里观察到孩子存在一些问题，能否当着孩子的面把这些问题陈述给医生？

....

....

....

- 询问抑郁青少年是否有自伤行为，是否意味着会提醒其进行自我伤害？

....

....

....

温馨提示

抑郁青少年的治疗和康复，有赖于父母和孩子的共同参与。家长要先转变观念，消除"病耻感"，才能真正做到接纳和帮助孩子。

危机处置需要重视

抑郁最严重的症状就是出现消极、自杀等危重情形。对于青少年抑郁患者的照护者来说，更加需要了解此类青少年的自杀危机和应对方法。

（一）照护者如何识别自杀风险?

照护者可以了解一些可预测抑郁症青少年自杀风险的因素，以提高警惕。

1. 家族中有人自杀过

研究发现自杀是具有家族聚集性的。以患病的青少年为中心，父母亲及其同胞兄弟姐妹，以及（外）祖父母亲当中，若有人曾实施过自杀，即具有家族自杀史。

2. 青少年自己曾经有过自杀行为

虽然有一部分青少年会有自杀意念，但是当青少年明确存在抑郁症同时又有过自杀行为之后，尤其需要警惕再次出现自杀行为。

3. 共病其他精神疾患

抑郁症的青少年如果共患了物质依赖、其他精神科疾病或者其他系统的疾病，都会增加负性体验和无力感。本书的知识篇和治疗篇提供了共病的识别方法和应对方法，以供参考。

4. 暴露在负性生活事件之下且缺乏支持系统

各种急慢性的应激因素，对抑郁症青少年来说都无疑是雪上加霜，例如考试、家人冲突、老师批评、人际关系问题等。

（二）照护者如何识别危机信号？

照护者还需要学会识别青少年对应激事件的态度和反应，特别是一些青少年实施自杀前的信号，实际上是有迹可循的。

1. 识别应激事件和反应

青少年心理危机往往与各种急慢性应激有关。抑郁症青少年也会面临各种应激性的事件，在疾病的基础上叠加应激反应。照护者首先要注意识别应激事件和青少年对这些应激的反应。

一些急性的应激源，往往是异乎寻常的意外事件，比较好识别，例如：丧失亲人、父母离婚、校园欺凌事件等。当青少年的生活中出现这些突发的不良事件，照护者应当提高警惕，对孩子的行为多加观察。

长期累积的刺激则往往容易被忽视，例如父母的责备、同学的忽视等。有时照护者不经意的言行，例如家长总是感到自家孩子不如别人家的，或者家里患有抑郁的孩子不如其他子女，以至于无意间提到孩子同伴、手足的成就时，患病的青少年就可能因感觉自己"总是不如别人"，出现情绪崩溃。

不是所有的应激事件都会引起青少年的反应，因此需要识别哪些是青少年的应激反应。可以识别的一些应激反应见图2-2：

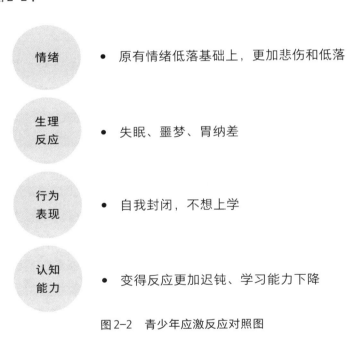

情绪　　● 原有情绪低落基础上，更加悲伤和低落

生理
反应　　● 失眠、噩梦、胃纳差

行为
表现　　● 自我封闭，不想上学

认知
能力　　● 变得反应更加迟钝、学习能力下降

图2-2　青少年应激反应对照图

2. 识别求助信号

对于抑郁症青少年，即使在不发生应激性事件的情况下，

也可能进展到自杀这一步。强烈的抑郁情绪本身就可能导致他们难以忍受疾病的折磨而选择自杀。但青少年在实施自杀前，可能会发出一些信号，照护者如果能识别这些信号，就能有效地降低自杀风险。

（1）青少年突然有意无意地讨论（他人）自杀，或者在言语中出现与死亡相关的话题。前文提到过，如果青少年说到自杀的话题，照护者应当与之讨论而不是逃避话题。

在和抑郁症青少年接触的时候，他们可能表现出明确的伤害自己的意愿，即"自杀意念"，例如"我想死"。不仅仅是抑郁症青少年，普通青少年也会产生自杀意念。有数据表明，我国中学生一年内认真考虑过自杀的发生率为16.3%。自杀意念的发生率并不低，但抑郁症青少年仍是自杀意念的高危人群，行为发生率是其他青少年的3～4倍。因此，若抑郁症青少年说出类似的话，照护者应该加以重视，认真与之讨论。和很多照护者想象的相反，不谈"自杀"并不会减少自杀，而坦诚地与青少年交流，不仅是对他的尊重，更能获得真实的信息。家长可以尝试这样说：

　　我听到你今天提到了……你在想这个问题吗？我们能不能认真聊一聊这个话题？

（2）当青少年身上出现莫名的伤痕，说明可能出现了自伤行为。虽然自伤行为并不一定代表自杀危机，但是如果不及时处理，他们会觉得好像得到了家长的默认，变本加厉，甚至演变成自杀行为。因此，这也是需要及时识别的信号。

（3）青少年有意疏远（推远）家人，与自己认为重要的人道别；但也可能是相反的行为，例如原本与家人很少说话，突然和家人亲近，并分享对自己意义重大的东西，例如把自己舍不得的东西给家人。这些突然的行为变化，同样也是自杀危机的信号。

（三）危机干预六步法

一旦发生心理危机事件，青少年实施或者即将实施自杀行为，照护者需要及时处理。由于青少年的自杀方式多样，对待每种行为的具体处理方式是不同的，但是原则是共通的，那就是照护者应当想尽一切方法，抢先保障生命的安全。同时，照护者应想尽一切方法，联络到青少年的监护人，使之后的救援得以顺利开展。

例如青少年吞药自杀，照护者一旦发现就需要马上确认服用药物的种类和数量，同时，带青少年去急诊科处理（如果照护者不是监护人本人的话，应及时联络青少年的监护人）。如果可能，保护好吞药现场，以方便后续回忆细节、提供信息，协助医生进行医学处理。服药的时间越短，药物被躯体消化和吸收的可能越小，通过催吐等方式，可以使药物直接吐出，解除药物导致的身体损伤。根据医生的指导进行治疗，例如后续的补液。有的药物有相应的拮抗药物，可以改善和中和药物的毒副作用。当药物已经被身体吸收，药物过量导致的肝肾功能损伤，也可以通过医疗方式干预，使青少年的身体损伤最小化。虽然在家中进行催吐能起到第一时间阻止药物吸收的效果，但是，最终仍需要和医生确认家庭处置的合理性，并确认可行的后续治疗。

通常青少年在吞药行为中所吞的药物是精神病用药，如抗抑郁药物。因为抑郁症的青少年往往在接受药物治疗，能更多接触到精神科药物。这就提示家庭照护者应当做好药物的管理工作，确保青少年没有藏药行为，并且无法一下子获得大量的治疗用药。但是，这里的吞药又不仅仅是指精神科药物，家中老人的慢性病用药、抗生素等，有时也会成为青少年的吞药对象。如果家长发现青少年开始关注这些家庭药物信息，往往也需要提高警惕。

实际上，自杀行为是千变万化的，无论何种行为，一旦实施，都具有很高的危险性。因此，当危机即将发生时，青少年如果可以发出一定的求助线索，例如通过微信告知好友自己的计划，就会给救援创造珍贵的机会。根据美国心理学家吉利兰（B. E. Gilliland）和詹姆斯（R. K. James）提出的"危机干预六步法"，在面临这样的危机时刻时，照护者可以参考以下的步骤。

1. 确定问题

从患抑郁症到真正执行自杀，往往存在应激因素或其他诱发的原因。在危机时刻，照护者必须认真共情和倾听，鼓励青少年充分地表达和宣泄自己的情绪，以确定导致自杀的问题。对这一问题的重视和干预，是解除危机的重要前提。例如，当青少年的痛苦体验不断累积，长期无法改善，这可能会使他们感到无法承受从而寻求自杀作为解脱。这时照护者就需要确认寻求自杀的原因，充分理解和共情。

2. 保证安全

如果青少年在身边并且身处危机，可以向他们提出请求："暂时冷静下来，我们来聊聊，好吗?"，给救援争取一点时间。如果青少年不在身边，获得孩子所在的位置，尽快调动更多的资源确保孩子的安全，这是危机干预中的重要一步。

3. 稳定情绪和给予支持

当青少年陷入负性思维的泥潭，看不到事物的积极面，能提供现场干预的照护者可以通过多方面的鼓励和支持，转变孩子的消极想法，增强他们的被支持感。例如，向他们表示"我能够理解你的心情，我们也会和你一直在一起渡过难关"。

4. 针对危机的问题，提出并验证可变通的应对方式

危机一般是青少年无法渡过的困难，他们原有的应对方式库里面没有可用的方法。在这种情况下，家长可以耐心为他们提出应对办法，增强他们的信心。例如面对长期受到疾病困

扰、感到疾病无法获愈的青少年，照护者可以举一些成功治疗的案例或经验，告知他们好转需要时间，或用比喻等容易理解的方式帮助其更好地接受，例如"种子在长成大树过程中，也会经历风雨"。

5. 和青少年一起制定改变的计划

照护者可以和孩子一起回顾既往的治疗，从中总结经验和教训。例如指出并强化现有治疗中有用的部分，提出其他治疗的可选性，一起寻找可能有用的治疗资源，并商议下一步治疗计划。

6. 得到孩子安全性的承诺

发生危机事件之时，家长应获得青少年的安全性承诺，制定再次出现危机时的应对方案，这个过程包括：获取常规资源，确定安全联系人和备选计划。此外，还应和青少年确定在出现危机之时或者之前可以寻求帮助的通道和方案，例如在吞药前告知某一个自己信任的人（例如心理老师）。而监护人与此人要建立联系，给青少年创造救援时间。

发生危机事件之时，其他照护者（比如学校教师）应当第一时间联系监护人；在危机事件之后，应当及时与监护人确认"问题""解决方案"和"安全通道"，做好衔接和后续工作。照护者需要记住，实施自杀行为，本身就是再次实施自杀的风险因素。在危机事件发生之后，一定需要加强对孩子的陪伴和监护，防止危机再次发生。

对于那些有自杀观念的青少年，提供保护性环境的方法之一就是组织家庭"自杀防护"，具体方法有：在父母亲的监督之下安排几个人实施24小时的全天盯人防护，直到青少年不再想要自杀为止；清理家庭环境，排除一切潜在的危险物品，密切关注青少年的活动，妥善保管好药物以防吞药导致的中毒。如果家庭缺乏提供以上防护的条件且青少年的病情严重，家长需要告知临床医生，并联合医院采取必要措施，包括安排青少年及时住院、在治疗上调整药物等。以上方法同样适用于自杀行为的预防。

此外，家庭照护者还可以做其他的一些工作，包括保证青少年的睡眠和健康的饮食、稳定孩子的情绪、检测孩子的心境状态、增加孩子的身体活动和社交互动（该方法也被称为行为激活疗法）等。

（四）自杀的有效预防

除了在危机时刻可以采用以上介绍的方法，对于没有发生过危机事件的青少年也可以采取一些预防自杀事件发生的措施。其中最重要的包括：对于有自杀风险的孩子采用家庭"自杀防护"措施；针对孩子的疾病进行专业的治疗，并及时给予药物治疗和心理治疗，协助孩子树立正确的疾病观和治疗信心。

除此之外，日常预防可以包括以下内容：

- 保持良好的家庭氛围，确保每个人都能真实、安全地表达自己的想法；改善家庭关系，及时处理家庭冲突，帮助青少年获得安全感和归属感。
- 家长保证自身的情绪健康，及时做好自我情绪的察觉和调整。
- 培养孩子积极的心理品质。
- 在日常生活中对孩子进行生命教育。

抑郁是一个黑洞，青少年除了遭受抑郁的原本症状折磨外，还会因抑郁缺乏安全感、感觉没有人喜欢自己或者自己不值得被喜欢、对未来失去希望，并继发出现更多的困扰。这些负面想法会成为孩子的脆弱点，有的时候，父母亲不理解，会训斥孩子"你命都不要了，还有什么好抑郁的？！"或者觉得孩子太"作"，责怪孩子让家长、让整个家庭都陷入"抑郁困境"了，这些言语实际上会成为诱发危机的重要原因。在孩子长期抑郁的家庭中，家长往往累积了更多的困难和挫折感，有的家长为了考虑孩子的需要，不敢表达自己真实的感受，但是累积的感受总会有爆发的时刻。例如一些家长在长时间的压力忍耐之后会情绪失控，将愤怒发泄给孩子："你到底什么时候能好？"这样就会把逐渐靠近自己的孩子再次推远。

在孩子患病以后，家长应该学习理解疾病本身，以及如何和孩子沟通。脆弱而敏感的孩子，可能因为家长的一句话就处于危机的状态中。家长需要站在孩子的角度理解孩子的感受，用同理心去处理亲子关系。关于家长应当如何和患病的孩子相处，在本篇相关部分会详细阐述。我们只需要记住，患病中的孩子离危机有时候会很近。如果真的遭遇了危机，家长要留出足够的时间去接受现实，积极应对、积极预防。

以下是这一节的核心内容要素，你可以参考本节内容，试着回答以下问题。

● 如果孩子确诊为抑郁症，在日常生活中要怎样识别孩子的自杀意图？如何做好家庭的预防工作？

_____

_____

_____

> 抑郁症青少年是自杀行为的易感群体。

> 照护者学习识别危机（自杀行为）的信号，提早学习危机发生时的应对方法，能更有效地帮助到患病青少年。

> 一些危机预防的方式和照护者应对青少年的方式有相似但也有不同，如在操作上有疑问，建议咨询专业人员。

如何判断治疗的有效性？

虽然青少年抑郁会给个体和家庭带来巨大的困扰，但并非不可解，通过专业系统的治疗，病情是可以缓解甚至完全康复的。在与抑郁症战斗的过程中，我们会采取很多办法，包括药物治疗、心理治疗、物理治疗、改变环境和改善亲子关系等。那么在以上这些方法中，哪些算起了效果？我们要如何判断治疗是否有效呢？

抑郁青少年的病情会随时间变化，因此我们需要定期评估，以了解治疗效果。治疗抑郁症的有效性评估应该基于多种不同的衡量标准。在治疗过程中，医生通常会使用不同的方法来评估治疗进展，这些方法可以分为客观的和主观的。根据每个人的具体情况，确定目标和期望。只有在了解治疗期望和治疗目的后，才能更加有效地评估治疗是否有效。

主观的评估方法指通过交谈或观察掌握患抑郁青少年的行为和情绪变化。治疗抑郁症的主要目标是减轻抑郁症状，医生会关注症状变化，包括睡眠质量、食欲、能量水平和情感状态等方面的变化，观察治疗后的抑郁症状是否减轻、消失或稳定。这些主观的观察可以帮助医生更好地了解青少年的情况，以及治疗是否取得了预期的效果。医生还可能与家人、老师和朋友交流，了解他们对孩子情况的看法和反应。

客观的评估方法包括使用问卷和量表，以及进行体检和躯体方面的辅助检查等。使用问卷和量表是常见的客观评估方式。在治疗过程中，使用标准化的评估工具能让医生及家长更加客观地评估疗效。这些问卷和量表会涉及情绪状况、日常活动和生活质量等不同方面。心理测试也是一种相对客观的评估方法，医生可以使用不同的测试来评估认知和情感状态，青少年可能需要完成一些与记忆、注意力、思维和情绪相关的任务。

那么作为照护者，可以如何评估和判断治疗的效果呢？

首先，要了解抑郁症的症状和治疗方法。抑郁青少年通常表现出对生活的消极态度，失去兴趣，甚至无法正常学习。治疗方法包括药物治疗、物理治疗和心理治疗，其中药物治疗、物理治疗可以帮助患者缓解症状，心理治疗可以帮助患者改变思维方式，提高应对压力的能力。

其次，要与医生保持密切联系，了解青少年的病情和治疗进展。医生通常会定期询问青少年的症状和感受，以便调整治疗方案。照护者尤其是孩子的家长要与医生保持沟通，了解治疗的效果和可能出现的风险。如果治疗效果不明显或出现不良反应，家长要及时向医生反映，调整治疗方案。

最后，要关注青少年的情绪和行为变化。照护者可以从情绪症状、功能水平、自我感受和思维反应等方面观察孩子的病情有没有明显变化，或者治疗是否起到了明显效果。

以下是反映青少年抑郁疗效的几个主要指征：

（一）情绪症状缓解

很多青少年抑郁发作时，会感到情绪特别低落、烦躁，觉得前途一片渺茫，没办法感受到快乐，情感一片麻木，这种异常情绪的持续或许有现实的原因，但也有一部分是莫名其妙产生的，这是抑郁症的核心表现。治疗后若青少年自我感受与之前的状态不同，不再闷闷不乐，开始有笑容，情绪被激活，能够体会到内心的平静、愉悦，懂得关心他人，说明治疗是有效的。在治疗过程中情绪可能还会有起伏，但通常具有现实基础，比如看电视剧时能做到投入剧情并随之产生喜怒哀乐。

在抑郁情绪的影响下，青少年会觉得身体莫名出现各种不适感，例如恶心、呕吐、头痛、胃疼等，当抑郁情绪缓解后，这些躯体不舒服的感受也会随之减轻乃至消失。

（二）消极观念减少或消失

对抑郁青少年来讲，另一个重要的改变就是之前悲观绝望、孤独的感受不明显了。与之前有消极、逃避、自暴自弃的想法和行为相反，他们想要走出困境、渴望自己越来越好。个体的潜力是巨大的，这种自救的意识和行为，对实现康复是非常重要的。如果症状改善，他们不会再感到无助、失望，逐渐对自己有了信心，充满热情和希望，想要安排好自己的生活，甚至对未来进行设想和计划。

（三）精力、兴趣恢复

这方面的改变说明青少年开始有动力、有活力。患病期间的青少年会经常疲惫乏力、快感缺失，找不到生活的意义，躯体伴有各种不适感受（头晕、头痛、胸闷、腹部不适、心慌、肢体麻木等），导致做事情没有兴趣，整日在床上也不愿意动，甚至基本的个人洗漱都需要别人督促或帮忙。在家长看来，孩子会表现得比较"懒惰"，整日如"行尸走肉"。而当治疗起效后，孩子的精力和体力会有所恢复，生活能力会逐渐提高，他们会去做一些力所能及的事情，或寻找爱好，或能够打理自己。这是令人开心的转变，一个人开始注重卫生和外貌，就足以说明他/她对生活有了向往和追求，能够热爱生活、热爱自己。这种改变在很多康复后的青少年身上得到了验证。

（四）睡眠、食欲恢复

大多数抑郁青少年会有睡眠障碍，比如入睡困难、早醒、多梦（尤其是噩梦）、无法早起、日夜节律紊乱……有些比较轻微，也有的会严重影响情绪及生活质量。睡眠状况的改善，意味着体力恢复，这也是抑郁青少年走向康复的特征之一。对很多人来说，睡眠逐步变好，情绪才会得到改善，若睡眠问题无法解决，疲惫感会妨碍学习和其他活动，抑郁症状就迁延难愈。另一个要观察的就是饮食情况，很多发病期的青少年胃口欠佳，进食减少，体重逐渐减轻，也有的青少年饮食不规律，会通过暴饮暴食、不合理进食（如睡到中午或者下午，晚上吃很多）来缓解情绪。情绪改善会给他们的食欲和睡眠质量带来较大改善。

（五）社交、学习能力恢复

很多青少年患病期间会倾向与外界隔离，长期封闭自己、拒绝交流，也不想和身边的家人朋友沟通。随着病情好转，他们不再对与人相处感觉特别厌烦，也不再觉得这是一件很困难的事情。能够主动外出参与社交，说明他们已经向着好的方向发展。去度假或者和朋友外出就餐，这类活动本身也能振奋精神。

对很多青少年来说，学习上的受挫和困难是发病的影响因素之一，同时抑郁又使孩子很难集中注意力，难以专心听课，有效完成学习任务，因此发病后学业通常会受到不同程度的影响，反过来又会加剧受挫感，加重抑郁情绪。治疗后随着情绪症状缓解，青少年的日常活动逐渐恢复，对学习的兴趣和学习能力也可能随之恢复，注意力能够集中，思维活动也越来越连贯、活跃。

（六）认知 / 信念改变

对于青少年抑郁症患者来说，导致他们容易感到痛苦和伤害的，并非情绪本身，而是一些"被扭曲的认知或者信念"。这些想法在大脑里就像进入死胡同。比如，受到一点否定就彻底否定自己，觉得自己一无是处；事情做得不够完美就觉得天塌下来了，认为自己不配拥有美好，甚至产生不真实的想法等。一旦形成认知的偏差，他们就会失去理智，产生痛苦烦躁的感受和不良的行为，如此反复，形成恶性循环。从长远的康复来看，形成正确的认知非常重要。许多被扭曲的认知和早年的成长经历相关，除了改变环境，可能还需要接受一定疗程的心理治疗。治疗师可以帮助孩子从不真实的悲观情绪中走出来，找出更好的看待问题的方法。

在症状好转之后，青少年会接纳自己的想法，也不再回避自己的想法，不再抗拒负性的情绪，会从现实出发判断自己的想法是不是客观，会接纳不够完美的自己。认知上的改变让青少年内心更为开阔，关注自己情绪和自我情绪疏导的能力也会逐渐提升。

（七）自知力水平恢复

什么是自知力？简单来说就是青少年对于自己疾病的认识程度。不管是门诊还是住院治疗，医生在访谈时都会检查病人的自知力水平，这也是判断疾病预后的标准之一。

抑郁严重的青少年患者通常缺乏自知力，表现为不相信医生的诊断、反复自我怀疑或拒绝治疗。如果能平静接受生病的事实，则在一定程度上可以减缓自责、焦虑等情绪。此外，提高自我洞察力，将生病时感受到的焦虑、紧张不安、悲观绝望与情绪问题联系在一起，可以使青少年产生改变痛苦现状的动机，从而愿意配合治疗，为变好而不断努力。自知力的恢复主要表现为以下几个方面：① 认识到自己目前状态是因为生病了，与自己平时状态或者和周围的小伙伴是不一样的；② 认识到自己的疾病和情绪相关；③ 能够判断自己哪些行为/想法是疾病的症状；④ 认识到这个问题需要药物治疗。

总之，抑郁症会影响人的情感、思维和行为，严重影响生活质量，治疗抑郁症也是一个系统性的过程。尽管现代医学已经发展了多种有效的治疗方法，但治疗仍然需要时间和耐心。因此，对于患有抑郁症青少年的家长来说，能在也许漫长也许充满波折的治疗过程中掌握如何评估治疗有效性是非常重要的。

以下是这一节的核心内容提要，你可以参考本节内容，试着回答以下问题。

● 儿童青少年出现哪些表现，可能意味着抑郁情绪改善？

预防复发，与治疗同等重要

青少年抑郁科普互助社区和解决方案平台"渡过"联合腾讯公益基金会等发布的《2022年青少年抑郁功能恢复蓝皮书》中指出，43.15%的青少年抑郁为首次发病，50%以上青少年抑郁患者经历过复发，其中22.68%的患者复发次数在3次以上。抑郁症状多次复发会严重影响青少年的学业、人际关系、社会功能及生命安全，需要尽早预防。

虽然，像遗传这样的病因是无法改变的，有些触发因素却是可以避免的。要预防复发，关键点就是监测和识别早期预警信号及其触发因素，并制定有效和积极主动的行动计划以防止复发或将其影响降至最低。

（一）识别触发因素

了解抑郁的触发因素是早期识别的基础。常见的促发因素包括：抑郁症家族史或个人的既往抑郁症史、躯体或精神上的慢性疾病、经历创伤或丧失（包括虐待、父母离异、恋人死亡或与恋人分手等），以及在家庭、学校遇到人际关系矛盾，或者与朋友相处困难等。

（二）警惕危险信号

对于正在服用抗抑郁药的青少年，需要警惕的危险信号有：产生新的或更频繁的自杀想法、自杀未遂，新出现的或更加严重的抑郁、焦虑，容易激惹或感到焦虑不安、惊恐发作、入睡困难（失眠），新出现的或更加严重的易怒、攻击、暴力、冲动行为，在行动和交谈中极度活跃（轻躁狂或躁狂）及表现出其他不寻常的行为变化等。

（三）预防复发的具体措施

（1）如果你是患有抑郁症的青少年，或者存在其他导致抑郁症的危险因素，完成表2-3的"功课"将有助于预防抑郁症的发作：

表2-3　有助于预防抑郁症发作的"功课"

- 远离毒品和酒精。
- 和有积极目标的朋友交往，或者参与积极的活动。
- 与家庭成员、老师和/或朋友建立一个良好的社会支持系统。
- 参与为抑郁症患者和高危人群提供的团体治疗和支持小组。
- 学习健康的处理选择、压力和生活变化的方法。
- 接受认知行为治疗，认识到自己是否有消极的思维模式，并改变这些模式。

续　表

- 按照医嘱服用处方药物，在停药或尝试其他药物之前请咨询医生。

- 饮食健康均衡。

- 锻炼身体。

- 保证充足的睡眠，这有助于保持规律的作息，睡觉时避免干扰。

- 规律性地监测自己的情绪。

- 警觉自己的预警信号和触发因素。

- 制定计划处理触发因素。

- 制定关于自己的预警信号和应对计划。

　　家长可以指导孩子参考表2-4进行情绪记录和制定预警信号的识别/应对方案。

表2-4　情绪记录表

情绪/天	1	2	3	4	5	6	7
很好							
较好							
一般							
沮丧							
很沮丧							

表2-5则有助于青少年了解自己情绪问题的预警信号和触发因素：

表2-5 一周情绪自查表

症状	第1天	第2天	第3天	第4天	第5天	第6天	第7天	触发因素
悲伤								
易怒								
累/紧张								
低自尊								
动力不足								
精力不足								
睡眠改变								
无价值感								
食欲/体重变化								
注意力不集中								
药物滥用								
社交隔离								

而要处理触发抑郁情绪的因素，则可以制定如表2-6、表2-7这样的表格：

表2-6　触发抑郁情绪因素归纳表1

可以避免的触发因素	如何避免（怎么做）

表2-7　触发抑郁情绪因素归纳表2

不能避免的触发因素	触发因素出现前／中／后的计划

早期预警信号和行动计划可以做成如表2-8这样的表格：

表2-8　行动计划表

我要做什么	
我要家人和朋友向我说什么	
我要家人和朋友为我做什么	

（2）如果你的孩子患有抑郁症或存在患抑郁症的风险，你可以通过以下一些做法来帮助孩子拥有积极的环境，减少他们患病的风险：

- 如果家长本人患有抑郁症，请为自己寻求咨询。家长这样做将树立一个良好的家庭榜样，并有助于预防其他家庭成员患上抑郁症。
- 要坚定、平静和公平地管教孩子。过度严厉的管教，尤其是在抑郁发作期间或刚刚发作之后，可能会引发或加剧抑郁。
- 在孩子经历丧失之后，要给他们一些适应变化和处理哀伤的时间，但是如果他们没有恢复过来的话，则应该为其寻求专业心理咨询。
- 鼓励孩子锻炼身体，参加一些积极的活动，保证充足的睡眠，合理饮食。
- 家长自身避免吸毒、酗酒、自我伤害等不健康的压力应对方式。
- 经常与孩子谈谈心，让他们知道你关心他们，并且愿意倾听他们的问题。

（四）家校合作

良好的家校合作有助于预防青少年抑郁症的复发。

1．教师

教师首先要做的是学习识别学生的心理疾病。老师应学习将观察到的每一个"症状"都与儿童/青少年正在经历的社会现实、时代背景和他们的气质、不同年龄的心理发展特点相结合，要明白并不是青少年出现的所有问题都归因于抑郁症。

以拒学／厌学为例，无论是由父母允许的，还是由孩子有意决定的，重复的缺勤可能是由于学生的抑郁症状带来的学习困难，但也可能是由于不感兴趣或其他各种原因。当老师掌握了我们前面讲到的疾病相关知识，就能够避免误解抑郁症学生出现的问题，并能试图理解学生内心潜在的动机是什么、学生正在经历什么，之后再与学生的父母沟通，寻找信息和工具来支持学生，帮助其重新融入学校的环境。相反，如果老师以一种敌意和权威的态度或方式去面对学生的问题，则可能让学生感到被误解，进而可能更加退缩，心理困扰也进一步放大。

如果老师们能及时识别到学生的情绪变化、社会退缩倾向或学校表现的恶化等，对青少年学生将有非常大的帮助。因为早期识别有助于及时依靠经验丰富的心理健康专业人员进行干预，从而预防病情转为慢性抑郁或成年期多次发作的抑郁症。此外还需注意，儿童和青少年时期的抑郁发作或其他精神障碍的发作，可能与持续到成年期的一些其他功能障碍相关，比如认知障碍。

2. 家长

在家校合作同盟中，家长的作用至关重要。孩子得了抑郁症，父母肯定会有焦虑、难过的情绪，这是在所难免的，还有的家长可能会觉得是自己的过错，变得愧疚、自责。但是，抑郁症的成因是极为复杂的，并不能完全归咎于家庭环境、父母教养。因此，不要怪罪自己，更不要怪罪孩子，学习抑郁症相关的知识，积极接纳孩子、接纳自己才是最重要的。

家长还要提高对孩子情绪健康的觉察能力，如果发现孩子长时间出现情绪低落、兴趣减退、饮食和睡眠差/过度，感到身体多处不适或有自杀念头，应尽早求助专业人士，及时寻求科学的评估治疗方法，防止问题加重。

3. 教师和家长合作

家长和教师之间的合作是预防和早期干预抑郁障碍的基础。家长和教师应该加强沟通和合作，定期分享交流孩子在家庭和学校的情况，如学业表现、社交问题或家庭变故，在第一时间发现学生不良的情绪苗头时，就有针对性地找到改善建议。

同时，家长和教师还可以共同制定预防抑郁症复发的计划。如家庭提供支持和理解，学校提供适当的课程和支持服务，家长和教师可以协商制定适宜的作息时间表，鼓励孩子发展兴趣爱好，保持积极的社交圈子等。

学校可以开设心理健康教育课程，提供专业的心理咨询服务，为学生提供支持。家长可以与学校合作，共同寻找与孩子匹配的心理辅导机构或咨询师，以便在有需要时获得专业的帮助。

（五）坚持治疗

药物治疗和心理治疗是常见的抑郁症治疗方式。如果抗抑郁药物对青少年治疗有效，或者能让抑郁症状减少50%以上，建议在达到这种治疗效果后继续服用抗抑郁药物6～12个月。青少年如果在取得一定成效后选择不继续治疗，尤其是此时如果还有残留症状，那么他们再次陷入抑郁的风险就会增加。药物治疗过程中常会见到一些青少年自行减少服药剂量，或停用抗抑郁药物，这种情况会对治疗康复造成很大的负面影响，是否停用抗抑郁药物要听从医生的建议。私自停用抗抑郁药物的青少年应在1～2周内接受医生的重新评估，以检查是否存在抗抑郁药物撤药反应和/或抑郁症状的复发。

认知行为疗法（cognitive behavior therapy, CBT）是心理治疗的重要技术，其对于急性期抑郁症的疗效在很多研究中都得到了验证。CBT与正念结合，发展出了帮助抑郁患者预防复发的正念认知疗法（mindfulness-based cognitive therapy, MBCT），对于减轻抑郁症状也有效。MBCT旨在帮助患者学习一系列技能以改善病情，其核心技能包括：① 对自己每时每刻的身体感觉、情绪、想法的觉知，及对大脑运作模式的觉知，能识别并阻止大脑溜到旧有模式，使患者不再卷入旧有习惯中。② 培养友善、不抗拒、不厌恶的觉知。不是把负性思维从头脑中赶走，回避不愉快的情绪，而是改变跟它们之间的关系，有意识地接纳和允许不喜欢的情绪和想法存在。③ 去中心化。这意味着把想法、情绪、身体感觉以及行为冲动仅仅作为身心体验，而不是"事实"。④ 培养允许、接纳、顺其自然的态度。这是防止进入恶性循环，也是帮助走出恶性循环的关键技能。⑤ 不需要达到某个特定状态。学会能随时从"自动导航的行动模式"换挡到"正念的存在模式"，这样可以强有力地代替可能导致抑郁发作的惯性反应。

　　当然，导致青少年抑郁复发的原因可能是多种多样和复杂的。孩子不是机器，我们不能简单地应用一个公式，然后就期望一切都会好起来。相反，我们必须将他们视为独立的个体，认识到他们独特的技能和挑战，同时为他们提供成长所需的各种支持。

以下是这一节的核心内容提要，你可以参考本节内容，试着回答以下问题。

● 青少年抑郁的触发因素有哪些？

....

....

....

● 青少年抑郁的危险信号有哪些？

....

....

....

● 对于拒学青少年，应对的第一步是劝说其返回学
校吗？

温馨
提示

　　导致青少年抑郁复发的原因可能是多种多样的，预防复发需要家庭、医生、教师、学校的共同参与。

调整生活方式，助力情绪改善

随着科技的发展和经济水平的提高，人们的工作、学习和生活与之前相比有了翻天覆地的变化，原有的生活方式也在发生改变。对于儿童青少年来说，静坐少动和过度使用电子设备等导致他们体力活动不足。不恰当的生活方式成为儿童青少年心理问题产生的原因之一。因此，在治疗的基础上科学地调整生活方式，亦能对心理疾病的康复起到支持性的作用。

（一）饮食要讲究

在饮食上，第一，规律三餐。不要暴饮暴食，尤其对于患有进食障碍的青少年来说，定时定量的饮食是一切治疗的基础和前提。第二，可以尝试在吃东西的时候慢下来，进行"正念进食"（具体可以参考附件：实操练习）。

另外，大家会发现，食物种类与情绪也会有紧密的联系。进食不当有时会带来身体的不适，继而给心情带来一些"杂音"，这种现象又被叫作"情绪易感性"。而往往正是这些易感性的存在，才让青少年的情绪在经历一些事件后被"点燃"。

讲究饮食的第一步，观察哪些特定的食物会影响心情（无论是积极的还是消极的）。

有抑郁情绪的青少年要尽量避免或减少可能加重消极情绪的饮食。比如汽水和含糖的零食可能会让人感到疲惫、易怒；油腻、热量高的食物（如薯条、薯片、炸鸡等油炸食品）可能会使行动迟缓；咖啡因可能会导致神经过敏、焦虑以及睡眠被干扰。

也有些饮食有助于改善情绪。比如复合碳水化合物和纤维（如甘薯、全麦面、燕麦片、全谷物麦片、蔬菜）、蛋白质（如瘦肉和家禽、豆类、坚果、鱼、鸡蛋）可以提供稳定的能量，帮助保持身体强壮、精神活跃；乳制品（如低脂牛奶、奶酪、酸奶）富含蛋白质和钙，有助于补充能量和强壮骨骼；水果和蔬菜可以提供能量，促进健康，而且口感不错，又可减少进食的内疚。

讲究饮食的第二步，注意自己是否吃得太多或者太少。吃得太多，甚至是情绪性地进食，用食物缓解负面情绪，会造成胃胀、消化不良，严重时会影响消化功能；吃得太少，甚至长时间地节食减肥，会让自己处在饥饿当中。随之带来的饥饿感、疲惫、易怒，都会让情绪调节变得更加困难。

讲究饮食的第三步，着手改变。那么如何调整为健康的饮食习惯呢？可以通过记录饮食日记的方式，把自己每天吃的食物的种类、数量、进食的时间以及自己的心情感受记录下来，并根据情况进行主动调节，这样就能看到自己的进步了！

讲究饮食的第四步，一点一点持续改变。不要突然对自己的饮食结构做出颠覆性的改变，不然可能会感到不知所措，最终导致失败。要慢慢地、逐渐地改变习惯。比如，可以逐步做到：① 少吃加工类食品，多吃新鲜食物；② 多吃水果和蔬菜，将它们作为零食；③ 在三明治中加入生菜、番茄和洋葱；④ 在谷物中加入水果。

讲究饮食的第五步，也是最后一步，留意好好吃饭对情绪的影响。这一步中，依然可以运用饮食日记，并结合情绪状态的记录，观察饮食和情绪的关系。

（二）运动要科学

迄今已有大量研究证实，精神心理活动与神经系统的功能状态有关，后者又与神经递质代谢相关。当下久坐少动等不良生活方式对神经递质代谢会带来负面影响。因此，通过改变生活方式的"运动处方"，同样可以改变代谢模式，进而抵消导致情绪异常的神经环路活动。很多人都说"运动是良药"，但真正能在生活中践行的人还是很少，能真正采用科学有效运动方式的人就更少了。

治疗心理疾病时，身、心、脑是密切相关的。运动不仅能够影响大脑功能和情绪，还能预防压力的发生以及避免女性有时因激素变化而引起的情绪紊乱。因此，运动锻炼是情绪的一剂良药。但需要注意的是，并非运动得越多、强度越大，效果越好，一定要根据自身的运动能力、训练水平以及心理接受能力，进行适度的运动。

　　所有运动项目中，有氧训练（如健走）能很好地促进大脑功能发挥，因为有氧运动能让我们吸收更多的氧气，对促进心理健康的整体功效大于无氧运动，更大于不运动。研究发现，有氧运动和抗抑郁药对大脑中影响情绪的化学物质的作用是相同的。有氧运动的主要作用见表2-9：

表2-9　有氧运动的主要作用

作用	对情绪的改善
增加身体含氧量	有助于调节情绪，使大脑思路清晰
帮助大脑分泌内啡肽	让人觉得开心
提升脑内5-羟色胺（5-HT）的浓度	帮助调节人体的兴奋度
增加大脑内多巴胺（DA）的浓度	改善情绪和幸福感，并且有助于集中注意力
减少并加快清除压力激素	减轻炎症反应，改善睡眠和情绪
增加大脑的脑细胞数	增强脑部记忆
让人身材变得更好	提高自信心，让人更有成就感

　　规律、适当的运动锻炼不仅有益于抑郁患者，也适用于我们改善日常的不良情绪。

　　照护者可以鼓励，甚至带头带领有抑郁问题的青少年积

极主动地调整生活方式，不妨将以下几种运动纳入日常生活
（图2-3）：

健走
- 健走的适宜心率在每分钟（170-年龄）次左右。频率可以保持在每周至少 3 ～ 5 次，时间可以在 30 ～ 60 分钟区间内浮动，以最大发挥抗抑郁效果。健走过程中，需要关注呼吸频率是否提高，心率是否加快，这有助于判断健走是否达到效果。或者是用主观感受判断心率，健走时，微喘、微汗，但能清晰讲话即达到效果。

慢跑
- 慢跑属于中等强度的运动，能使大脑生成更多毛细血管，促进神经细胞链接和神经发生，让大脑更"强壮"。

快跑
- 快跑属于高强度的间歇运动，它可以大幅度提高人体肾上腺素，会让儿童青少年变得更有力量，神经系统更强。

其他运动
- 游泳、骑车等有氧运动都能促进身体尤其是大脑的血液循环，放松心情。还有一些互动和集体运动对青少年帮助更大，比如羽毛球、乒乓球、篮球、足球等，它们在提高青少年身体素质的同时，也增强了社交能力和团队合作精神等。在球类比赛中的思考和判断，对于大脑的发育非常有利。

图2-3 日常运动推荐

　　运动后要进行拉伸，用5～15分钟放松身体，调整呼吸，让心率逐渐恢复到静息状态。

（三）手机要管理

　　智能手机给人们生活带来便利的同时，也占据了大量时间。对于青少年来说，过度沉迷手机对健康不利。手机沉迷又被戏称为"手机滥用综合征""手机焦虑症"等，是指长时间和习惯性地沉浸在手机当中。区别于对手机的依赖，手机成瘾是指个体因为使用手机行为失控，导致其生理、心理和社会功能明显受损的一种痴迷状态。如果已经达到成瘾程度，建议更多寻求专业人员的帮助；如果想要调整生活方式，那么可进行以下尝试。

　　1. 如果你是家长，你可以……

　　（1）充分理解。如今，大多数成年人也会不同程度地过度使用手机，那对于自我控制能力尚未得到锻炼的青少年来说，陷入手机世界也是情有可原。因此，家长不应以过于激烈的态度对待孩子的过度使用手机问题，这只会适得其反，让孩子因要逃避现实中父母的激烈行为而更为沉浸在手机网络世界。父母要充分理解孩子的需要，了解孩子为什么将注意力转向了手机，也要在内心接受，改掉手机成瘾行为并非一朝一夕的事情。

　　（2）循序渐进。与孩子进行友好协商，根据当下状态逐步制定戒断计划，建立更健康的生活目标。比如第一个月每日减少半小时使用手机的时间，第二个月减少1小时，达到目标后给予物质或精神上的奖励，让孩子更有动力去戒断手机瘾。

（3）以身作则。家长应以身作则，减少自身玩手机的时间，多组织家庭活动，将孩子的注意力从手机上转移至别处。家庭活动，例如陪伴孩子进行运动、社交活动、手工活动、谈论趣味话题等，不仅能够营造轻松快乐的家庭氛围，还能充实孩子的精神生活，减少其对于手机网络的欲念。

2. 如果你是青少年本人，你可以……

尝试培养其他兴趣。人的注意力和精力都较为有限，当把所有注意力都放在电子设备上时，自然就忽视了身边的美好。如果能在感到无聊的时候做自己感兴趣的事，生活中就不至于只有玩手机这一件事。你可以尝试更多让自己感到开心、有成就感的兴趣爱好或多和家人一起参与家庭活动，让生活充实起来。

（四）睡眠要保护

睡眠是大脑的"排污过程"。平衡的睡眠模式可以降低情绪易感性，增强抵抗负性情绪的"免疫力"。因此，保证良好的睡眠是给精神"充电"的好方法。如果大家现在正苦于无法获得好睡眠，可以参考以下12条改善睡眠的建议。

1. 遵守日程表

坚持每天都在相同的时间点睡觉和起床，即使周末也不要睡懒觉。如果周六和周日早上睡懒觉，就破坏了自己的睡眠模式。

2. 做好睡眠准备

这方面包括：关掉所有的屏幕（电视、电脑、手机），换上舒适的睡衣，啜饮花草茶，调暗灯光，减少噪声，阅读轻松的读物。

3. 不在睡前过度摄取食物或饮料

晚餐宜安排在睡前至少两小时，且应简单适度。如果你喝了太多，之后就要一直起床去洗手间。避免辛辣的食物，以防胃部灼热，影响睡眠。

4. 避免咖啡因和尼古丁

咖啡、茶、香烟等都是让人保持清醒的兴奋剂。在睡前八小时就应该避免摄入咖啡因。

5. 适当的运动

如果想睡得更好，最好的运动时间是早晨或者下午。定期运动可以帮助提高睡眠品质。

6. 让房间温度适宜

睡眠时房间内温度不宜过高，特别是夏天，需要保持卧室内凉爽，可使用空调或风扇保持房间的适宜温度。

7. 把睡觉时间主要放在夜里

白天小憩的时间是从夜间睡眠中"偷"过来的。把白天的睡眠时间限制在一小时以内，并且小憩应早于下午三点。

8. 适当的环境设置

保持昏暗、安静的环境。可使用遮光罩、百叶窗并关灯营造较暗的环境。可关掉收音机和电视、使用耳塞来营造安静氛围。使用风扇、白噪音机或其他一些持续的、舒缓的背景噪声来掩盖那些不受控的环境音，如窗外的施工声等。睡前至少一小时内不要使用笔记本电脑、iPad、手机或者其他带有电子屏幕的设备。

9. 床仅仅用于睡觉

把床布置得舒适又充满吸引力。记住它只用于睡眠，不用于学习或者看电视。累了就上床睡觉，把灯关掉。如果30分钟内无法入睡，那就起床做一些其他放松的事情，比如看书或看杂志，但是最好不要使用手机或电脑等电子设备！

10. 洗澡放松

睡前洗个热水澡可以放松肌肉。

11. 不要依赖安眠药

如果医生开了助眠药物，一定要遵医嘱服用药物。要确保这些药不会与其他药物相冲！

12. 不要小题大做

告诉自己"没事的，我一定会睡着的"。一夜睡不好或者一段时间睡不好不等于会一直睡不好，不要因为一夜没有睡好就灾难化，害怕自己睡不着。如果感到自己产生了无法缓解的过度焦虑，可以尝试使用冷水洗脸、洗手的降温方法以快速降低极端情绪的强度。

以下是这一节的核心内容提要，你可以参考本节内容，试着回答以下问题。

● 如何帮助儿童青少年合理使用手机？

_____

_____

_____

● 根据本节所讲的内容，调整自己一周的饮食、睡眠和运动，在执行的那一天画圈，并试着填写下面的表格。

饮食 周一　二　三　四 五　六　日	我计划做：_____ 结果：_____
睡眠 周一　二　三　四 五　六　日	我计划做：_____ 结果：_____
运动 周一　二　三　四 五　六　日	我计划做：_____ 结果：_____

温馨
提示

生活方式对儿童青少年的精神和情绪都会产生影响，改变良好的生活方式和习惯对于青少年的心理疾病康复至关重要。可以在以下方面进行调整：

- 饮食
- 运动
- 睡眠
- 电子设备的使用

只要家长和孩子一起努力，从细节上改变，从一点一滴开始调整，就可以逐步转向健康的生活方式。

如何与抑郁青少年相处、沟通？

　　小珍妈妈拿着心理测试报告单和医生写的病史，拿完药，心神不宁地回到了家。妈妈的脑子里冒出了许多想法：孩子被确诊得了抑郁症，接下来我可以做什么？是不是被贴上了抑郁症的标签，孩子就完蛋了？如果她今天又要玩手机，晚上不肯睡，是不是只能顺着她了？万一她又划手自残，要死要活，这可怎么办？……妈妈非常不安，不知所措。

　　这是很多家长从诊室离开后会出现的内心独白。本节就来谈一谈：当孩子被确诊后，家长可以怎样和孩子相处、沟通。

（一）共情

　　所谓共情，就是感知到对方的感受。当家长试图去感知孩子的情绪时，孩子会感到被理解并获得宽慰，这是家长能建立信任关系、有效帮助孩子的重要前提。共情有利于亲子结盟，建立情感连接。

　　比如，当孩子哭了，家长的第一反应会是什么？很多家长会表现得很生气，甚至会责骂孩子"好端端的哭什么哭！"而孩子感受到父母的生气愤怒后就不敢再多说，他们往往会选择回房间自己一个人咽下所有的眼泪。也有的家长会表现出害怕：这孩子是怎么了？为什么要哭呀？而孩子能感受到家长的无助，进而不知道该如何开口与父母深入讨论。在这样缺乏理解共情的氛围中，很难进行有效的亲子沟通。

也有的家长会选择去共情，比如对孩子说："你有什么感受？今天的事，让你很伤心吧？如果我在当时的场景里，肯定也会受不了的。""你刚才发脾气，是因为你感到被妈妈忽视了，你心里很难受，对吗？"这些态度和语言，让孩子能感受到家人理解自己，自己的感受被接纳了。自然而然地，孩子会更愿意和家人去沟通，因为家人"懂"自己。

但是有的家长在共情时很生硬，或者自己都不知道如何描述情绪，就会一时语塞、词穷。所以在共情之前，家长自己也要学习正确认识并了解自己产生的各种情绪。

1. 命名各种情绪

如果孩子小的时候看过有关情绪的绘本，通常都会对常见的情绪有一定认知。而现在，手机里的各色表情包也越来越丰富。家长可以和孩子一起了解每个表情的具体含义，要表达的情绪体验，以及在什么时候会有这样的感受。电影《头脑特工队》是一个寓教于乐的好选择，可以帮助家人和孩子一起来理解情绪及其背后的产生机制。

其实表达情绪的词有很多，例如表达开心的词汇有高兴、快乐、舒畅、心旷神怡等。同样，家长也需要与孩子共同学习一些表达愤怒、悲伤、恐惧的词汇。

2. 帮助孩子识别自己的情绪

当处在焦虑情绪时，人们通常是身体先感到焦虑，之后才是大脑。所以，孩子焦虑时，身体可能会有如下反应：呼吸急促、窒息感、胃痛、恶心呕吐、头疼、心慌、口干、尿频等。有的孩子会表现为总是肚子疼，但多次胃镜检查都没有问题，腹痛的症状却依旧存在。还有的孩子会经常突然之间脚发软，摔倒在地上，可是全身检查都没有问题。最终医生建议家长带孩子去精神科或心理科看一看，才找到了治疗的方向。

因此，如果家长观察到孩子有这些表现，就需要和孩子一起来探讨：最近有什么困难？心情如何？发生什么事情时这些情绪非常明显？你内心是怎么看待自己的情绪变化的？等等。

家长每天也可以自己练习情绪表达，找到不同的词来描述自己的情绪。比如，家长可以每天回家后和孩子说说自己一天的经历，然后也听听孩子对这些事情的感想，大家都可以用不同的词来描述对这件事的情绪体验。之后，再鼓励孩子也分享自己的经历和情绪体验。

（二）理清脉络，找到对策

面对孩子的情绪问题，家长往往都会很着急，这是可以理解的。但是有的家长会和孩子发生激烈冲突，这样做不仅无法帮助孩子，反而会使亲子距离变远。所以，面对患病的孩子，家长要调整好自己的情绪，在共情的基础上保持好奇，去了解孩子正在发生什么，为什么会发生这些。

除了以上几点，父母还可以做些什么来帮助孩子正确面对和管理情绪呢？让我们继续跟随小珍的故事来学习：

小珍的妈妈为了回避和孩子发生冲突，总是把工作排得很满，这样她就不用面对小珍不去上学、在家每天睡到中午才起床的"失控"状态了。妈妈只要一听到有关于上学、老师来关心孩子情况的消息，就会很紧张、烦躁，眼泪止不住地流下来。这样的状态，让妈妈很头疼，办事效率降低，影响了工作，同事也注意到了她的异样。爸爸则经历了打骂但依然"拿她没办法"的阶段，和孩子进入了冷战状态。小珍也感到很无力，本来就心情不好，对什么都没有动力，加上父母不理解自己，避免和家人接触当然会减少冲突，但是心里的困扰却并没有减少，找谁去帮忙？还是继续摆烂，自生自灭？小珍陷在这样混沌的状态下，原地打转。

　　小珍家发生的情况看起来的确是一团乱麻，大家都在调整，却没有得到期待的效果。这时，小珍的妈妈努力静下心来。她开始回想，小珍发烧感冒时，自己是怎样耐心照顾她？小珍红着脸说自己难受的时候，自己是如何找来冰箱里的胡萝卜，让她开心地抱着胡萝卜进行物理降温？小珍说打针很痛，哭着闹着不肯挂水，自己是如何唱歌哄她、鼓励她要勇敢面对？是的，小珍生病时，即使每天都要扎针挂水，自己也从来没有陪着小珍一起哭过，因为妈妈总是很神勇，温柔而坚定，妈妈相信一定会有办法。在医生的鼓励下，妈妈开始付诸行动。

1. 管理情绪，保持生活节奏

　　妈妈开始调整自己的生活节奏，每天按时上下班，不再故意加班不回家，这些每天重复的程序，会让人觉得更有稳定感。工作和孩子的问题，都会加重家长的不良情绪，所以妈妈学习了管理情绪和压力的技巧，比如：具体事件具体分析，转移注意力，进行放松训练、运动娱乐等等。妈妈觉得最有效的是具体事件具体分析。以往，小珍只要一哭丧着脸，妈妈就开始烦躁，总是问："你怎么了？"如果小珍回答："你总是这样，都不知道我在想什么！"妈妈就会更烦躁："我又不是你的蛔虫，我怎么知道你在想什么？你这孩子，真是的。"于是，不是小珍躲回房间就是二人开始互相埋怨和争吵。现在妈妈开始调整，无论小珍如何"跑题"，她都要把问题拉回来，还要把问题具体化。"是因为丽丽的事吗？她最近做了什么？你是因为她说的哪句话不开心吗？其实，你还是很关心她的，也知道她很信任你，对吗？"小珍在妈妈的帮助下，也开始能把问题具体化，而不是总泛泛而谈"我就是不高兴"。

2. 遵医嘱服药

妈妈从心理上也开始尝试接纳孩子的确是生病的事实。翻开病历，妈妈按照医生的建议，每天按时给小珍服药。说来也是很神奇，这些原本让妈妈很紧张、担心有副作用的小药丸，居然慢慢让小珍不再总是躲在房间里哭，手上也不再有划痕，虽然她还是不愿去学校，依旧做着"夜猫子"，但是小珍开始经常主动问妈妈："我今天做些什么好？"

3. 学会适当拒绝

像很多孩子的父母一样，小珍妈妈总是觉得不能再"刺激"孩子了，好像不经意的一句什么话，就踩了雷，生怕小珍又会做出意料之外的事情，所以妈妈变得小心翼翼。但是每天晚上，当"夜猫子"小珍不愿睡觉，拉着妈妈问："我今天做些什么好"时，妈妈给出的答案，孩子都不满意。妈妈很担心，自己给不出孩子满意的答案就去睡觉，会让孩子觉得自己不在乎她了、做出大发脾气的举动来，她只能绞尽脑汁，再给方案，还要克制自己不生气。显而易见，妈妈的睡眠受到了影响。而在医生的鼓励下，妈妈认识到自己存在"灾难化的想法"，她开始学习拒绝。当小珍再拖着妈妈深夜不睡的时候，妈妈告诉小珍："我要睡觉了，我相信你自己会想到办法度过夜晚的。"然后就转身离开。第一晚的尝试，妈妈很忐忑，回房间后依旧竖着耳朵，关注着小珍房间的动静。没想到，小珍并没有大发脾气，而是真的自己去找了书、玩具来打发漫漫长夜。这以后，妈妈的睡眠不再受到影响，自己的情绪也变得更稳定。在手机使用的管理上，很多家长也可以借鉴"适当拒绝法"。

（三）增加有效沟通

这里提到的"有效沟通"包含行为与语言上的沟通。青少年脆弱又敏感，如果为一点小事和他们直接沟通、侃侃而谈，也许适得其反，惹来孩子"烦不烦啊""这也要管"的反馈。下面就谈谈家长可以采取的一些沟通策略：

1. 行为上的沟通

首先，可以在行为上做出改变，逐步增加一些亲子间的肢体接触，比如轻轻拍拍肩、给一个大大的拥抱。这会让孩子感到支撑和温暖，为后续的言语沟通予以铺垫。当然一切亲密互动要以孩子的接受为前提，要尊重孩子的想法，而不强求。

其次，多一点生活上的照料。父母一定要把握好尺度，爱护要一点点地给，用不着"铺天盖地"全方位包裹。可以做的事情有：增加一家人的集体娱乐活动，比如从完全没有集体活动到一个月一次，比如先前一个星期一家人都很少一起吃饭，那就一周安排一次共进晚餐；增加一些益智游戏／手工活动，以合作的方式进行，尊重孩子的选择与边界。

增加"你来""我往"本身就是一种沟通，以尊重的态度增加接触，能让青少年切实感到背后的靠山并没有随着他年龄的增长而远离，这种切实感就是一种支撑的力量，可以帮助他克服小的困难，在无法解决的困难面前也可以回头寻求帮助。

2. 语言上的沟通

语言上的沟通需要牢记"尊重""平等""客观""具体""温暖""不指责"的原则。

家长要避免用这样的对话开始会谈：

"你这样做一定是你有问题"

"你这样做是为了引起别人的注意"

"如果你不停止，我就要……"

"你看看你什么样子"

"我就知道，你又要来（作）了"

"一定是被你的那些朋友带坏的"

家长应观察孩子一段时间，结合孩子的学校表现，邀请其进行一次轻松的谈话。时机应选择青少年与家长情绪都比较平稳的时候，选在一个安静的环境，聊一聊孩子是否遇到了什么困难，并将观察到的"直观的外在表现"表达出来，以此来打开话题。比如："小珍，我发现你最近每天也就睡不到6小时，瘦了很多、脸色也很憔悴……"。谈论观察到的具体细节，能表达家长切实的关心。然后照护者应真诚地表达自己的态度："有什么困难我们可以一起聊一聊""其实成绩有波动和变化是正常的"，以此表达关心，让孩子意识到"父母非常在乎我的健康和感受""他们愿意支持我调整心态，面对学习压力等问题"。

（四）尝试自我照料的策略

　　小珍妈妈趁周末、假期，带着小珍打卡各处名胜景区，想用这样的方式来帮助孩子放松下来。旅行的确让小珍脸上的笑容多了起来，她会在景区的小船上倚着妈妈谈未来、谈家庭、谈爱好。可是，每次回到家，工作的压力又接踵而至，妈妈自己觉得有点疲于应对，但是如果不出去旅行，还可以安排小珍做什么呢？

　　其实，旅行不是唯一的选择。
　　帮助孩子掌握情绪调节的技巧很重要。比较简单易行的就是自我照料策略，比如图2-4所列的：

创造类	• 故事创作，绘画，素描，日记，作曲，演奏，做手帐
舒缓类	• 洗个热水澡，穿舒适的衣服，喝杯热牛奶或喜欢的饮料，看电影，追剧
整理类	• 整理衣柜，打扫卧室，收拾化妆品
社交类	• 给朋友打电话，与朋友一起观看有趣的视频，跟宠物一起玩耍
保健类	• 骑自行车，跑步，跳舞，打沙袋，用力揉捏物品

图2-4　自我照料策略

　　小珍妈妈和爸爸商量后，陪着小珍从宠物店带回了小狗豆豆；漫展前，妈妈和小珍一起选了cosplay的服装，还贡献了自己的化妆品，看视频学着帮助小珍梳一款好看的发型；汉服节，妈妈给自己也准备了一套漂亮的汉服，陪小珍一起去挤人潮、打卡拍照。小珍也在爸爸的帮助下，把房间好好整理了一下，扔掉了许久不用的物品，阳光斜照进来，让小屋子充满了生气。小珍擦着额头的汗，心情好了不少。

家长可以像小珍父母一样，通过共情，增加与孩子的有效沟通，尝试更多自我照料的策略，帮助孩子一起面对困难，积极治疗，改善抑郁情绪。

思考题

以下是这一节的核心内容提要，你可以参考本节内容，试着回答以下问题。

● 怎样才能更好和孩子共情？

_____

_____

_____

● 有效的沟通包括哪些方面？

_____

_____

_____

温馨提示

理解孩子的困难，站在孩子的角度思考问题，才能更好地了解孩子，也能给出更多有效建议，帮助孩子摆脱情绪困扰。所以，一定要真心地去爱孩子、陪伴孩子、了解孩子。

如何帮助青少年处理人际关系？

作为社会人的我们，在与他人接触的过程中，需要去建立、维系人际关系。有些孩子和他人接触时，会感到难以应对，这通常和先天因素、家庭因素有关。

在先天因素方面，每个孩子都有各自的气质类型。比如抑郁质气质类型的孩子通常比较敏感、胆怯拘谨、适应能力差、不善交往，也因此更容易羞怯，在和他人交往中生怕被人耻笑，常表现得不自然、心跳较快，对别人的言行、眼神和表情都很警觉，对自己的表现非常重视。有些孩子对于新环境适应不良，也可能是受到他们先天反应倾向与行为特点的影响。比如缺乏稳定性，反应较强烈，适应能力较差，或者比较消极，对外界兴趣不大，活动水平较低等。这样的孩子，往往可能较难适应新环境。

在家庭影响方面，权威型父母的孩子往往比专制型父母的孩子更受同龄人欢迎。专制型父母常常会惩罚和恐吓孩子，他们的孩子也更可能对伙伴进行威胁或动手打人。权威型父母经常给孩子讲道理，帮助孩子理解他人的感受，会坚持重要的规则、标准和价值观，乐意倾听孩子的想法，并和他们一起商讨问题，会对孩子的行为进行适当的控制，但不会控制孩子的自我意识，也更能有效激发孩子对自己行为的责任感，所以这些孩子比专制型父母的孩子更受欢迎。此外还有一类父母，我们称之为"纵容型父母"。他们通常过于溺爱和放纵孩子，对孩子较少要求和约束，不去控制孩子的行为。总之，纵容型父母和专制型父母都会导致孩子独立性和成就感较低，形成消极的自我认知。而当青少年缺乏良好的行为规范、处理矛盾的经验，情绪调节能力又有限，就会无法恰当处理负面情绪，导致人际交往受挫。也有的孩子对友谊的认知会出现问题，认为交往的人都是朋友，只会一味索取，不懂付出，导致没有人愿意和他做朋友。还有些孩子认为自己不需要朋友，其实是在逃避交友方面出现的问题。

（一）如何帮助孩子处理一般人际关系？

小雪现在升入了七年级，从一路快乐教育的小学进入双语教学模式的初中后，她感到压力重重。经过了一年的努力，她的学习成绩仍然在班级倒数5名之内，爸爸妈妈脸上的笑容也越来越少。小雪每天疲于应对学校的作业，凌晨才睡的情况越来越多，终于有一天，她赖床不起。妈妈掀开被子，看到泪流满面的小雪，自己也哭了起来。"我好累……"妈妈知道小雪上课也在打瞌睡，回家做不出题，成绩不佳。班主任反映，小雪晚饭时间并不去食堂和同学们一起吃，原因是她不喜欢食堂的晚饭。可是妈妈知道，那是因为这个学校没有小雪熟悉的朋友，小雪看到同学结伴去食堂，心里感到很孤独，所以躲避着不去食堂。而在家里，小雪因为爸爸的指责，已经很久不和爸爸说话。家里的压抑氛围也让妈妈倍感压力。

心理医生和小雪沟通后，发现她很腼腆，声音温柔，但是缺乏活力。心理医生给爸爸妈妈几条建议，并希望大家一起来努力实施：

1. 理解孩子遇到的困难

小雪不仅有学习上的困难，人际交往的问题也很突出。她还没有很好适应新环境，和老师、同学交往都有困难，这可能和她先天的气质有关，也和她缺乏应对的技能有关。在家里，因为爸爸的指责，她也出现了拒绝沟通的表现，所以爸爸要尝试改变沟通、表达的方式，等待孩子改变的机会。

2. 积极改善教养方式

专制型和纵容型的教养方式都不可取，父母应该采用积极的家庭教养方式，如权威型教养模式。在与孩子建立良好亲子关系的同时，也要对孩子有明确合理的要求，设立好行为目标，限制孩子的不合理行为，并督促她努力达到目标，比如要求小雪按时起床、上学等。

同时，家长要以循循善诱的方式引导教育孩子，听取并尊重孩子的意见，使孩子参与到家庭事务中来。比如询问孩子：日常想吃什么菜？换洗的毛巾喜欢什么颜色？物品具体摆放在哪里？这些都是很好的切入点，能很好地培养孩子的独立性、自主性，形成积极的自我概念，提高孩子的自尊水平。

3. 增强孩子的自我意识

家长对孩子的期望必须建立在无条件地爱孩子的基础上，建立在现实情况和孩子的承受能力基础上，建立在孩子的兴趣爱好和全面发展基础上。父母要调整对孩子的期待，比如把"冲进班级前十"的目标先调整为"每天能尽量按时完成作业"，然后是尽量参加每次考试。

在日常生活中，家长要善于挖掘孩子的优点，积极培养孩子的兴趣爱好，为他们创造感受成功的机会。对孩子的任何进步，哪怕是很微小的进步，家长都要给予真诚的鼓励和表扬，适时让孩子感到成功的喜悦，帮助孩子建立自尊和自信。

为了更好地培养孩子的独立自主性，家长也要学会"放手"，给孩子一定的自由，孩子想做的事，只要没有发生意外的可能，就放手让他去做。比如小雪提出，每天晚自习只参加一节课，剩下的时间想回家自习，这也是一种选择，家长可以尝试让她这样做，不用非得参加所有的晚自习。

4. 帮助改善同伴关系

信息交换是同伴交往中的重要内容，找到双方的共同兴趣，孩子就可以和别人开心聊天，或者相约共同做一些事情。家长可以先给孩子做示范，向孩子演示如何询问别人的兴趣、如何自然地说出自己的兴趣并从中找出彼此的共同兴趣进行分享等。家长也要提醒孩子，在交流中不能单方面霸占话题而不给对方表达的机会，更不能接连向对方发问，或是直接问对方非常私人的话题等。此外，家长和孩子还可以采用互相打电话或是视频聊天的方式来练习交换信息。

家长可以先帮助孩子练习如何寻找一个"恰当"的时机加入对方正在进行的对话。比如：当别人的谈话出现小停顿时，可以加入对话；或是正在谈话的人注意到了自己的存在并对自己微笑时，也可以试着加入对话。另外，孩子如果想要被这个谈话圈子里的人接纳，谈话内容要与大家所谈的话题有关，发言要对这个话题有贡献，同时观察对方是否在听自己说话，是否在看着自己。

1个月后，妈妈向心理医生反馈，虽然孩子还是不太愿意去学校，不过每天在妈妈的坚持下能按时起床，做到不迟到。晚自习结束后，孩子提出来想和同学在操场上散散步再回家。回家后，小雪主动提起想要找个补课老师。原来，一起散步的同学和小雪说起了自己的目标，她想考高中，她还和小雪分享了自己对高中、中考的理解，说起了那些不同的选择。小雪的视野被打开了，原先自己守着眼前的这些分数，一直不知道意义在哪里，她一直在内心怨恨父母为她做的选择。现在，她要去实现自己的目标了。爸爸也坦言感受到了小雪的变化，她进门的时候还主动和爸爸打了招呼，爸爸就着找老师的话题和小雪聊了起来，这一次没有吵架，父女俩一拍即合，打开电脑，找起了家庭老师。孩子有了自己的目标，又从同伴那里获得了力量，变得更有自信。

春游的时候，小雪找到了一个同样落单的小伙伴，两个人结伴而行。两人在聊天中发现，彼此都喜欢同一个网络小说作家的作品，也有同样喜欢的游戏，这一路让友谊的小船扬帆起航了。因为有着共同的话题，两个小伙伴在学校的生活也变得有趣起来。

（二）如何帮助孩子处理学校等特定场景人际关系？

小雪哭丧着脸进入诊室。因为她有时请假不去学校，会在第二天去问老师要前一天的作业。老师的态度总让她很不自在。虽然她知道，是自己没有按时完成作业在先，但是每天要鼓起勇气向老师问作业，让小雪感到非常"内耗"。妈妈和老师沟通后，发现老师只是在用她的方法鼓励孩子，但是在孩子眼里，这就成了一种"刁难""内涵"。

师生关系在孩子成长的不同时期呈现出不同的特点。小学时期，孩子的重要他人（个体社会化以及心理人格形成的过程中具有重要影响的具体人物）由家长转向老师。此时老师在他们这里具有绝对权威性，他们会特别看重老师的评价，认为老师说的都对。如果师生沟通顺畅，关系会非常和谐；如果师生产生矛盾，导致老师对孩子产生负面评价，孩子就会因委屈、愤怒、自卑等情绪和老师产生冲突，导致师生关系紧张。

到了中学阶段，孩子过渡到青春期，他们的重要他人又会从老师转向同伴。自尊心强烈的他们可能会为了表现自己的独立自主而挑战老师的权威，形成紧张的师生关系。这种青春期逆反是青少年发展的普遍现象，只要家长科学引导，还是可以帮助孩子建立和谐师生关系的。

1. 培养孩子的学习兴趣和动力

根据多元治理发展理论，每个孩子都会在言语、数学逻辑、运动、音乐、人际、空间、自然观察、内省这八个方面找到自己感兴趣且可以发展的方向。家长要想办法让孩子爱上学习、乐于学习，并在此基础上带动其他学科的学习兴趣和动力。当孩子在学习中找到乐趣和自信，在面对老师时也会更积极和亲近。

2. 帮助孩子了解老师、了解自己

家长可以在和孩子的沟通中多聊聊各科老师的教育方式和教育习惯，帮助孩子全面了解老师的性格特点和形式作风。

同时，还可以通过"角色模拟"的方式引导孩子学会换位思考，如让孩子扮演老师、家长扮演学生，在游戏中引导孩子体会老师的情绪和想法，分析老师处理方式中蕴含的道理，让孩子在换位思考中理解老师。

家长也可以通过平等沟通或决定模拟等方式，帮助孩子全面了解自己，认识到自己的优点和缺点，让孩子既敢于展现自己的优点，也能积极改正缺点。

若孩子能对老师和自己都有全面的了解，遇到问题就更能客观地看待，也能较好地避免由于过激情绪引发的不当行为，从而改善师生关系。

3. 教会孩子勇敢表达和科学沟通

对于那些胆小、害羞的孩子，家长可以对其进行自我肯定性训练。先通过想象，提出具体情境的问题，多次训练后可以进行模拟实际情境的训练，比如主动向老师提问题。

对于那些叛逆期的孩子，家长要帮助其学会科学的沟通方法。孩子对待老师、同学采用的沟通模式通常都会沿用在家时和家长的沟通模式，所以，家长对孩子的人际沟通模式具有重要影响，要以身作则。

4. 引导孩子做好情绪处理

未成年的孩子通常在情绪的控制方面比较薄弱，特别是青春期的孩子，情绪更是像暴风骤雨一样，处于易冲动的不稳定状态，对老师的情感容易从一个极端走向另一个极端。

家长要先接纳孩子的情绪，在理解中获得孩子的信任，进而在和谐的亲子关系下，逐步引导孩子形成正确的是非观、评价能力和问题解决能力。

平时，家长还要教孩子一些缓解不良情绪的办法，如深呼吸、转移注意力、运动发泄等。当孩子掌握了调节情绪的办法，家长就可以告诉孩子："在学校里，如果和老师产生了矛盾，自己感觉特别愤怒的时候，可以暂时离开当时的教室或办公室，通过深呼吸等办法让自己情绪缓和后，再去找老师沟通自己的想法，并解决问题。"

5. 建立良好的家校关系

当家长和老师的教育理念或方式不一致时，切忌在孩子面前表达对老师的指责或否定。如果家长确实觉得老师需要改变，也应该私下和老师沟通，平等、尊重地表达自己的建议，并设身处地地思考老师的难处。大家要在多沟通、多交流的过程中形成教育的统一战线。

通过家庭、学校共同的努力，小雪最近越来越自信，也能坚持每天上学，回家作业基本在10点前完成，和同伴的关系越来越亲近。2个月后，期末考试如期而至。虽然考试前她有点紧张，也表达过要打退堂鼓，不过最后，她顺利完成了考试，这次每门成绩都进步明显。假期里，妈妈和小雪商量，邀请好朋友一起去参加夏令营，小雪对这次活动充满了期待。

以下是这一节的核心内容提要，你可以参考本节内容，试着回答以下问题。

● 影响人际关系的因素有哪些？

● 家长可以如何帮助孩子改善同伴关系？

● 家长如何帮助孩子改善和老师的关系？

温馨
提示

孩子的大部分时间是在学校度过的，所以老师、同学对孩子的影响会很大。家长要带着耳朵去倾听，了解孩子在学校的困难，有针对性地给出建议和帮助，让孩子感到被鼓励、被支持。

关于休学和复学的问题

当青少年情绪不好、晚上入睡困难、早上不肯起床、在学校听不进课、学习效率低甚至抗拒上学，当青少年在学校出现冲动、自伤行为且学校老师也担心学生的安全，这种情况下孩子是否还适合继续在校学习？需不需要休学？很多照护者甚至青少年本人都会产生这样的困惑。那么我们要如何在休学和复学问题上做出正确选择呢？

（一）到底要不要休学？

事实上，这个问题比较复杂，需要综合青少年的病情严重程度、家庭和学校的态度、青少年本身的意愿、风险水平等方面来分析利弊，做出判断。虽然目前学校会把决定权给到医生，但要知道医生在是否休学的决定中并非最终决策者，医生也没有资格开具所谓的"休学证明"，最终的选择权还是在孩子和家长手中。在决定是否要休学的问题上，照护者可以从以下几方面分析和决策：

1. 评估青少年抑郁情绪的严重程度

如果青少年目前是轻度或中度抑郁，可能会遇到睡眠障碍（失眠、嗜睡、日夜节律紊乱）、身体疲乏无力、胃肠道不适、头晕胸闷等常见的躯体化反应。这种情况下，不妨让孩子先适当放松一下，例如暂时减轻其学业压力或者降低要求。如果青少年已处于重度抑郁状态，表现出上课注意力难以集中、疲乏无力、对任何事提不起兴趣、难以继续完成正常的学习任务、失去对学习的信心，尤其是出现了一些明显精神症状（幻觉、妄想、类似木僵状态），不仅无法完成学业甚至会出现冲动、自伤或自杀等行为，这时其对自己的行为已失去控制，而学校老师可能无法关注到每个学生的表现，有些情况难以及时发现，因此，在这种情况下，建议进一步考虑休学问题。

2. 评估目前的环境与资源

家长通常会希望孩子能坚持继续在学校学习和生活，因为青少年不仅需要获得书本知识，也需要和同伴交往，这是比较理想的情况，当然，前提是老师、同学能成为支持性的资源。如果具备以下条件，照护者可以先不考虑休学：

（1）青少年能够规律地去医院就诊。在他们需要接受药物治疗的情况下，能够定期在门诊医生处得到帮助，有医生判断孩子的病情、制定治疗方案并跟进方案的实施。

（2）青少年已在进行心理咨询（包括学校提供的心理疏导）或心理治疗。心理师会对青少年提供支持性的人际关系，也会根据具体情况进行一些专业的心理干预（纠正认知偏差、调整认知、布置作业、放松训练、改善人际效能），逐渐改善青少年的状态。

（3）学校有专兼职心理老师，班里有了解心理健康知识或愿意了解心理健康知识的老师，能够根据学生目前的情况制定适合的学习进度和计划。对处于抑郁状态的学生来说，他们的注意力、记忆力会下降，也会感到疲劳、头晕不适，所以学习能力会不同程度地下降，而此时布置的作业和学习目标要进行相应调整。

（4）有温暖支持性的同伴关系，班级氛围比较好、没有校园欺凌，有一些比较亲密的朋友可以倾诉，身边的同学不会排斥，甚至可以提供帮助。

从现实角度看，没有家长希望孩子休学，因为这会打破青少年本来的人生轨迹，带来一种不安与失去感。休学本身对青少年来讲也是一个压力事件，不做好充分的准备，反而会阻碍孩子的康复。因此，在对休学后复学可能遭遇的困难（学习习惯、新的环境、孩子心理变化等）没有做好充分预判与预案的情况下，建议暂时不考虑休学。

3. 了解个人意愿的强烈程度

尊重青少年的意愿非常重要，没有人比自己更了解自己的情绪感受，因此要判断青少年的意愿是否是发自内心的真实感受，比如有些孩子怕辜负家人的期待，明明已经很难应对学业，也不愿暂时停下来。家长可以询问青少年是否愿意先和老师请假，很多门诊的青少年确实也有这样的尝试，这样做的好处是孩子调整好状态随时可以去学校，因为确实有部分孩子在冲动性做出休学决定后不久就感到懊悔，其内心其实是不想休学的。

4. 重新理解休学

对于一些情况已经较严重的孩子，家长有必要跟孩子解释，休学也是一种调整，是重新积攒力量、再出发的过程。家长需要理解，休学不是最好的选择，但也并非最糟的，人生不是只有上学一个选择，学习对大部分人很重要，但最重要的还是孩子。理想状况不会自动出现，需要大家共同去积极创造。在考虑休学问题时，应该以具体病情结合个人意愿、学习状态，询问医生以及学校方面的建议，综合考虑后做出决定。

（二）休学期间如何度过？

专业的建议是坚持治疗、逐渐过渡。可以考虑以下做法：

1. 接受规范治疗

如果不能坚持学业，需要暂时休学，青少年在休学期间还应该继续接受专业的医学治疗及心理治疗，以尽可能缓解症状、恢复功能。有时家长会忽视心理干预的重要性，医生开药之后办理休学，然后就让孩子在家休养；有时感觉孩子情绪还可以，就不再复诊，也不寻求其他心理支持，亲子之间又缺乏沟通交流；直到快要复学，才发现孩子的状态仍难以应对学业压力。所以建议保持规律复诊与定期心理治疗，及时评估病情和调整治疗方案，为复学打下良好的基础。

2. 学习对生活的掌控

在休学期间，家长和孩子可以共同拟定生活计划，安排规律作息，比如习惯晚睡的孩子可以逐渐提前就寝时间和起床时间、增加活动时间等。

3. 尝试恢复社交

作息调整之后，就要鼓励青少年尝试外出活动。在青少年离开集体自我封闭一段时间后，应鼓励他们在压力不大的情况下尝试耐受周围的环境，尝试在身处人群、噪声的环境中保持身体不僵硬、情绪不烦躁，也可以试着寻找一些宽松、包容的集体环境，参与社交活动。

4. 恢复学习状态

当青少年感到情况有好转，即可以尝试接触学习任务，制定学习计划及课程的学习方式，逐渐增加每天投入学习的时间，从最简单的、最不吃力的科目入手，逐渐恢复学习状态、记忆力、自信心。学会进行时间管理以及电子产品的管理，促进自我观察、适当忍受的能力。

5. 家长的心态调整

家长要提供试错机会，关键要把青少年的行为和态度分开来处理，尊重孩子的自主权，关注身心健康而非上不上学的问题。要接受青少年目前的状况，帮助孩子摆脱困境。有时家长想要改变孩子，却忽略了需要改变的是父母自己，不要只盯着眼下的成绩以及焦虑休学的事情，应将目光放长远。

（三）孩子什么时候可以复学？

关于复学，对照护者有以下一些建议。

家长要尊重孩子的自主意愿，若孩子暂时没有力量往前走，不能强迫孩子复学。父母要做好长期休学的准备，孩子的休学情绪不是一天形成的，所以复学也不是一天能完成的。如果青少年没有复学的意愿，说明他们还没有能力应对学业、社交或者外界的压力。

孩子仅有意愿还不够，照护者还要评估孩子具不具备复学的能力。复学前可以寻找专业的医生进行咨询，评估情绪的状态、专注力以及风险，青少年可以和医生或治疗师讨论复学后可能遇到的问题，提前做规划。

复学之前，家长需要充分表达理解和支持，思考如何调整教养方式和亲子互动模式，主动和青少年讨论复学可能遇到的状况，例如：在家生活节律紊乱，回到学校会难以适应节奏；习惯独自一人生活，在班级群体里会感到紧张、烦躁；长期服用药物，上课精神状态不佳，可能功课跟不上，成绩不理想……事先进行讨论和预案，可以避免在没有准备的情况下再次陷入无效的应对方式中。面对复学后孩子的"不积极"状态，家长要换一个角度看到，孩子克服了种种困难坚持上学本身是很了不起的事。若孩子复学后觉得压力很大或精力不足想要放弃，背后往往是自我期待过高，这时要引导孩子调整目标，缓解压力。

在刚回到学校的初期，学习进度跟不上、成绩不理想都是正常现象，家长可以积极配合学校工作，和学校定期沟通反馈，减少对孩子成绩的关注，多给予孩子一些鼓励和肯定，避免加重其心理负担。也可以采取"一个月试读"的方式，循序渐进地增加在校学习时间，让家庭监护和关爱及时到位。家、校共同营造良好的氛围，争取青少年能重新适应学校生活。

温馨提示　　如果最后孩子确实适应不了学校生活，也就是复学失败，家长要如何面对？

➢ 分析可能的原因。比如由于休学期间暂时脱离学校环境及学业压力，大部分困难被掩盖，当重新面对学习情景时，障碍重新浮现，情绪波动、社交障碍再次加重。当然，这往往也是休学期间没有规律治疗和充分准备的结果，因此在决定复学以前一定要做好充足准备。

➢ 即使复学失败，家长也要理解和尊重孩子的选择，让孩子明白"条条大路通罗马"，成为孩子的后备力量。

获得所需的支持

家庭、学校、社区是青少年心理健康生态系统中的重要部分，做好家、校、社区联动，加大对青少年抑郁患者的社会支持力度，增强青少年患者求助意愿，完善求助通道，对提升青少年心理健康水平有着重要意义。

青少年最主要的社会支持包括家庭支持以及同伴支持。

（一）家庭支持

1. 通过接纳和照料支持患病孩子

当抑郁青少年接受治疗时，作为家人，能做的最重要的事情就是让其知道家庭成员能够提供支持。处于患病状态的青少年比以往任何时候都需要被接纳和被照顾。和患有抑郁的青少年一起生活可能会很困难，有时，照护者可能会经历疲惫、绝望、恼怒等负面情绪。在这段艰难的时期，请记住：你的孩子不是故意刁难你，而是正在遭受痛苦，所以要尽量保持耐心和理解。

2. 照顾好整个家庭

当孩子患抑郁症时，照护者常常会发现自己把所有的精力和注意力都集中在孩子身上了。这个阶段里照护者可能忽略了自己和其他家庭成员。孩子的抑郁可能会给其他家庭成员带来压力或焦虑，所以要确保"健康"的孩子不会被忽视。兄弟姐妹可能需要特殊的个性化关注或专业的帮助，以处理他们的情绪。虽然帮助患抑郁症的孩子应该是首要任务，但是在这个困难的时期保持整个家庭的强大和健康也很重要。

3. 照顾好自己

为了能够照顾所爱的人，照护者必须首先照顾好自己。这就像我们在飞机上得到的建议：在帮助别人戴氧气面罩之前，先戴上自己的氧气面罩。照顾好自己本身就是一个有效的目标，它能帮助你支持你爱的人，所以不要忽视自己的需要。

（1）寻求支持。获得自己需要的情感支持。比如联系朋友，加入一个互助小组，或者自己去看心理医生。感到不知所措、沮丧、无助或愤怒是正常的。重要的是说出来——孩子的抑郁症是如何影响自己的，而不是压抑自己的情绪。

（2）与家人坦诚相待。不要小心翼翼地回避青少年抑郁问题，试图"保护"其他孩子。孩子们知道什么地方不对劲。如果置身于黑暗之中，他们通过想象往往会得出更糟糕的结论。照护者在家里应开诚布公地告诉孩子正在发生的事情，并邀请其他家庭成员提出问题，分享感受。

（3）不追究责任。照护者往往会把孩子的抑郁症归咎于自己或其他家庭成员，但这只会让已经充满压力的情况变得更糟。比追责更重要的是家庭成员齐心协力、共同面对困难。

4. 家庭成员相互支持

家庭成员认识到他们自身在处理抑郁障碍青少年问题时需要支持、鼓励和理解是很重要的。日复一日地应对严重抑郁的青少年，或与一个经常烦躁易怒的青少年生活在一起，会让人感到沮丧和疲惫。

也许最大的挑战是抑郁障碍的青少年持续抵触治疗。坚持治疗对部分青少年来说尤其困难，很多孩子并不认为自己生病，或者内心不接受自己成为"精神疾病患者"，因此很难接受每天服药。

没有人可以强迫别人（即便是自己的孩子）对治疗负责。除非这个人自愿这样做，否则再多的爱和支持、同情和理解、哄骗甚至威胁，都无法让这个人迈出一步。即使很多家长明白这一点，在处理这类情况时，还是或多或少会感到内疚、不满、愤怒。父母不需要为这些沮丧和愤怒的情绪而羞愧，而是应该寻求帮助来处理它们。

但即使是青少年已经在积极治疗、尝试保持良好状态，复发也可能会发生。家人可能会怀疑自己做错了什么：是我给孩子太大压力了吗？我能提供更多支持吗？我应该更强硬地设置限制吗？为什么我没有更早注意到孩子出现的症状并带他去看医生？……

让青少年过度参与到治疗决策中是不对的，但让他在治疗决定中没有发言权也是不对的。父母需要组织一些讨论会来推进他们的决定和策略，也可以通过观察有经验的同龄人或专业人员的成功和失败的经历，从他们身上得到参考。作为照护者，你会需要并应该得到支持和鼓励，帮助患有这些疾病的孩子是份艰苦卓绝的工作，这能让你坚持下去。

出于所有这些原因，家庭成员需要寻求支持团体和组织，考虑为自己寻求心理咨询和心理治疗来处理这些疾病带来的压力，这一点非常重要。就像许多慢性疾病一样，心境障碍会折磨一个人，影响家庭的很多方面。只有家庭成员都得到足够帮助、支持和鼓励，才能帮助孩子走出困境。

（二）同伴支持

良好的同伴支持对于患有抑郁症的青少年尤为重要，家长可以帮助孩子争取积极的同伴关系，因为同龄伙伴可以给到患病青少年很多有效支持和帮助，其中一些是父母或老师不能替代的。如果孩子患有抑郁症，应该鼓励他身边的同伴们为其提供支持，同伴可以从表2-10所列的多个方面来提供支持。

表2-10　作为同伴可以提供的支持

可提供支持	具体做法
真实地对待患病的同伴	（1）提醒他/她每个人的情绪都会有起伏。 （2）让他/她明白感到恐惧是正常的。 （3）让他/她知道你不会评判他/她。 （4）认真倾听并真诚回应。
让同伴明白自己并不孤单	（1）提醒他/她很多人都在为自己的心理健康而挣扎。分享一些鼓舞人心的故事，可以谈谈有心理健康问题的名人和公众人物。 （2）如果你有应对心理健康问题的经验，与他/她分享一些你的故事。 （3）如果你也在接受治疗，请给他/她一些你自己生活中的例子和情景。
让同伴成为更好的自己	（1）帮助他/她想象一下未来会有什么积极、正面的事情发生。 （2）帮助他/她理解一个道理：关于抑郁的治疗，可以有很多选择。 （3）启发他/她认识到，虽然前面的路还很长，但一定能做到。 （4）鼓励他/她坦诚对待自己的药物治疗经历。 （5）鼓励他/她为自己寻求帮助，因为他/她值得，而不仅仅是因为别人想要他/她做。 （6）帮助他/她识别可以信任谁、谁能够提供支持。 （7）鼓励他/她去想想那些关心他/她的人，并且敞开心扉去接受那些关心他/她的人。 （8）提醒他/她在生命中做过的好事、生活中拥有的正向的事物，以及所有值得他/她活着的理由。

可提供支持	具体做法
做好陪伴	（1）支持他/她，因为他/她的心理健康需求可能会随着时间的推移而改变。 （2）提醒他/她，服用药物可能对他/她有帮助，但并不是每种药物都适合他/她。鼓励他/她接受医生的建议。 （3）请允许他/她敞开心扉，谈谈他/她在精神健康方面遇到的困难。
知道什么时候该说出同伴的"秘密"	记住不要对任何关于自杀的谈话保密。如果他/她说的是自杀或伤害自己，你必须把这事告诉可以提供帮助的成年人。 与其失去一个朋友，不如失去一段友谊。一开始他/她可能不喜欢你"泄露秘密"，但长远来看，他/她会很感激的，你可能救了他/她的命。
照顾好自己	（1）照顾好自己是你的首要任务，如果不照顾好你自己，你就不能照顾好同伴。 （2）如果他/她还没准备好听你说话，不要就因此觉得自己失败了。 （3）如果他/她没有立即改善，不要感到气馁，因为改变是一个过程。

以下是这一节的核心内容提要，你可以参考本节内容，试着回答以下问题。

● 青少年抑郁后，家人如何做才能支持他/她？

● 作为青少年同伴，如何帮助抑郁青少年？

温馨提示　　支持抑郁青少年，需要家、校、社区的联合。其中，青少年最主要的社会支持就是家庭支持和同伴支持。

青少年抑郁相关的法律问题

青少年阶段是人生观、价值观逐步形成的重要时期。抑郁会影响心理健康发育，甚至会影响人格发展，因此患抑郁障碍的青少年可能会因异常的情绪、行为等问题而涉及越轨、违规甚至违法的情形。而对罹患抑郁障碍的青少年的保护、（越轨等行为）处置等，也涉及相关的法律法规。因此，作为这类孩子的照护者，需要对这些有所了解，必要时甚至需要咨询相关部门（如教育、司法行政部门）或者专业人士（如精神科医师、律师）。

（一）与青少年抑郁相关的问题行为

青少年出现越轨、违法等"问题行为"的内在根源主要有以下两方面：

一是心理不成熟。青少年心理特点是半幼稚、半成熟，他们正处在心理上的"断乳期"，这是独立性和依赖性、自觉性和盲目性错综矛盾的时期。青少年期是身体发育的一个黄金时期，而心理发育比较慢，身心发展的不平衡导致了青少年特殊的心理状态。

二是明辨是非的能力较弱。青少年的身心发育尚不完全，容易受到来自外界的伤害、干扰，受到不良社会因素的诱导。在社交媒体发达的时代，电子产品的广泛应用，会使其更容易受到不良社会信息的误导。

普通青少年尚且如此，患抑郁症的青少年则更容易因情绪障碍而产生或加重问题行为，它会给青少年的成长与发展带来极为不良的影响，如人际交往的障碍、自伤甚至自杀等等。因此，需要正视以下这些表现的危害性，并及时采取措施。

（1）违反学校规定。患抑郁障碍的青少年由于情绪不稳定，易出现行为问题，如违反校规校纪、打架斗殴等。此外，由于面临学业、社交等方面的压力和焦虑，这些负面情绪也可能会导致他们变得易怒和敏感，从而对其他同学产生攻击性或敌意，在学校或社交场合中与同学或其他人发生冲突，甚至使用暴力手段。

（2）校园霸凌与网络欺凌。抑郁的青少年受到病情的影响，常常表现为郁郁寡欢、闷闷不乐，做什么都打不起精神，不愿参加社交活动，故意回避他人，孤僻内向、不爱谈吐、不合群，这些表现使其容易受到校园霸凌，成为这类问题行为的受害者。校园霸凌涵盖内容广泛，包括身体暴力、言语暴力、关系暴力和侮辱性暴力。

其中，身体暴力最常见。此类暴力事件包括身体攻击和身体威胁，例如学生打架斗殴、校园帮派以及其他可能导致疼痛、伤害以及肉体损伤的攻击行为等。

言语上的暴力主要包括辱骂、恐吓、发表歧视性言论等对青少年造成相当程度精神创伤的行为。这类暴力行为具有随时性，不易受到重视，但对受害者却会造成长久的心理压力，一旦没有进行及时有效的心理疏导，很有可能会加重青少年抑郁的症状。

关系暴力是常见也是最容易被忽视的，通常是说服同伴排挤某人，使弱势同伴被排挤在团体之外，或借此切断他们的关系连结，让他们觉得被排挤。

侮辱性暴力对受害者的侮辱可能通过身体、语言或关系暴力予以呈现。这类暴力包括性骚扰、性伤害、性侵犯以及某些没有真正侵犯到受害者性自由权的其他行为，例如给受害者拍摄裸照或者裸体视频。

此外，抑郁情绪也可能使部分青少年沉迷于网络，或在网络上表达消极、负面、攻击性的言论，或者关注消极的信息，导致其容易受到网络欺凌或者教唆（自伤、自杀等）。不论受到何种霸凌和欺凌，对青少年抑郁患者无疑都是雪上加霜。

（3）家庭暴力。抑郁症青少年由于病情会出现情绪波动性大、感到无助或者沮丧的情况，此时如果没有得到良好的支持和接纳，不良情绪没有得到很好的疏解，青少年会长期被负面情绪影响，使他们用威胁、攻击行为表现心中的不满和不安，而易变得充满攻击性和威胁性，从而造成对家庭成员和照护者身体或心理上的伤害。如果青少年被暴力行为误导，便会模仿暴力行为并用暴力来解决问题，也容易导致出现家庭暴力。

（4）自伤、自杀。青少年抑郁症患者可能出现自伤行为。这是因为抑郁症会影响青少年的情绪和思维能力，使他们感到无助、绝望和沮丧。在这种情况下，他们可能会试图通过自伤缓解这些负面情绪和痛苦。青少年可能采取割腕、撞头、灼伤、打自己等行为伤害自己。

抑郁症最严重的症状表现就是有消极观念和自杀行为。青少年抑郁症患者发生自杀行为的风险很高。家庭成员之间缺乏情感交流或者沟通效果差，情感连接不紧密，父母或监护人不能为青少年提供有效的家庭支持，父母的管教方式没有跟随青少年心理、生理的逐渐成熟而做出相应的改变、没有建立新的亲子关系，都有可能造成青少年在遇到困境时难以从家庭中获得有效的理解与支持，进而导致不良情绪滋生、蔓延，在与不良情绪的对抗中，生发出消极想法或行为。

（二）青少年抑郁都可能涉及哪些法律问题？

1. 抑郁者行为涉及越轨、违法犯罪

在极少数情况下，青少年抑郁症患者可能会因为心境恶劣、情绪失控、自暴自弃而实施越轨甚至违法犯罪的行为，例如盗窃、抢劫、故意伤害等。情绪低落、感到无助和绝望，可

能会令部分青少年通过偷窃获得暂时的心理上的满足感。而情绪崩溃、失控则可能导致其与他人发生冲突，出现冲动甚至伤人行为。抑郁的青少年也可能会因为对未来的焦虑和失落感而寻求通过滥用毒品和酒精等来逃避现实。

2. 与诊疗相关的法律问题

青少年抑郁作为"精神障碍"，在就医、住院等方面也常常会涉及相关的法律法规规定，但许多照护者并不十分清楚这些规定。

（1）非自愿就医和住院。青少年抑郁患者大多在疾病症状严重时，或者有消极甚至自杀企图时，缺乏对自身疾病的自知力，从而难以主动求治或者难以被说服去接受专业的诊治。这其实是各个年龄段、各类精神障碍患者中普遍存在的现象。因此在精神卫生服务中才有"非自愿医疗"这种特殊形式，包括非自愿的门诊、住院和社区随访等，广义上还包括临床上采用约束、隔离等限制自由的措施。

为防止这类措施被滥用，通常会通过法律、法规等来加以严格规范。我国现行的相关法律主要有《中华人民共和国民法典》和《中华人民共和国精神卫生法》。前者对未成年人以及精神障碍患者的行为能力及监护问题做了规定；后者则对非自愿医疗的条件和程序做了具体规定。此外，很多省市还陆续出台了地方精神卫生条例等，对相关规定做了细化补充。

（2）知情同意和隐私保护。未成年的青少年抑郁症患者，在就诊（包括寻求心理咨询与治疗）等方面还存在个人隐私保护以及对医疗建议的知情同意难题。很多照护者，尤其是孩子家长，会理所当然地认为，"为了自家孩子好"，自己有权替孩子做医疗决策，有权了解包括孩子透露给治疗师的个人隐私在内的各种信息。但实际上，家长（或者监护人）在这些方面的权利并非绝对。

知情同意的前提是患者具有知情同意的能力。严重抑郁时，青少年可能会因病而削弱甚至丧失这种心理能力。此外，同意（或者拒绝）的决定应当是患者在理解告知内容后自愿作出的，而非在胁迫、欺骗下作出的。抑郁症状也会导致青少年理解判断能力下降。能力不完整的青少年，可以由其法定监护人或者近亲属代为行使知情同意。

同样，心理能力不完整的精神障碍患者，其隐私权利也可以由其监护人代理行使。与知情同意一样，隐私保护义务在精神心理服务中也并不是绝对的。

3. 如何应对和处置涉及法律的相关问题

1）校园、家庭问题的处理

（1）事前预防。改善家庭关系。父母需要关注孩子的状态，做到温柔、耐心、关心、接纳，做好孩子的倾听者。建立稳定的亲子关系有助于更好的沟通，同时应密切关注孩子的生活、学习状态以及病情变化。

加强学校宣传。学校在校园暴力的预防中应当担负起重要责任。学校应开设法制教育、心理辅导等课程，定期邀请法制宣传工作者和心理健康专家到学校讲课，如果发现有需要帮助的学生要开辟绿色通道，及时进行疏导。按照《中华人民共和国精神卫生法》规定，学校和教师应当与学生父母或者其他监护人、近亲属沟通学生心理健康情况。

（2）事中解决。家校沟通。当孩子受到校园霸凌之后，家长应当意识到此事件的严重性，对孩子的异常情况或者受伤情况主动询问，做孩子最坚强的后盾。家长需要及时把孩子的情况和学校老师进行沟通，学校应和家长互相配合，对存在校园霸凌等情况及时跟进和解决。

诉诸法律。如果孩子受到严重的身体暴力造成重伤、死亡或是遭受网络欺凌导致不良后果等，家长要拿起法律的武器。目前，我国针对霸凌问题，可遵循的法律有《中华人民共和国民法典》《中华人民共和国刑法》《中华人民共和国未成年人保护法》《中华人民共和国预防未成年人犯罪法》《未成年人网络保护条例》等。

（3）事后补救。对受害者进行相应治疗。对青少年抑郁的受害者开展心理干预，定期进行长程的心理治疗，必要时配合精神科药物治疗，定期精神科门诊随访。

对校园霸凌施暴者的处理。根据施暴者行为的后果采取相应的处罚措施，对施暴者也应当进行心理疏导，必要时进行家庭心理治疗。

2）越轨和违法行为的预防与处置

密切关注青少年的行为变化是及时发现和处理违规违纪问题的重要步骤。照护者在日常生活中要留意青少年的言行举止是否有不寻常的变化，如容易激动发怒、沉溺网络、自暴自弃等。同时与青少年进行积极的沟通交流，询问他们的感受和想法，了解他们的情绪状态和心理需求。有些青少年可能会在社交媒体上表达自己的情感或打算，因此照护者也要多关注抑郁青少年的社交媒体活动，以了解他们的状态。

感觉孩子的抑郁问题已经达到较严重程度时，尤其发现其有危害行为高风险时，家人（近亲属）有义务将其送到有资质的医疗机构评估。按照法律规定，疑似有病（包括抑郁症）的青少年发生伤害自身行为或有危险、发生危害他人安全的行为或者有此危险的，近亲属、所在单位（学校）、当地公安机关都有权将其非自愿地送去医疗机构做评估。这种情况下如果需要较长时间评估才能明确诊断，医院可能还会建议将孩子作"留院观察"，一般观察时限为72小时。

对于暴力行凶触犯刑法或治安处罚法的行为，司法机关会根据行为当时的精神状态委托鉴定机构做司法鉴定，并依据鉴定意见决定是否实施"强制医疗（住院）"。

3）自伤、自杀行为的处理

良好的家庭氛围、和谐的亲子关系可以降低自杀风险，在青少年抑郁相关自杀行为的干预中，父母参与的家庭治疗必不可少。关于自杀等心理危机应对详见本书"危机处置需要重视"部分。照护者一旦发现抑郁青少年有较严重的自伤行为或有自杀倾向就应及时协助其去医院做检查评估。医院评估后如果认为青少年属于严重精神障碍患者，并有"已经发生伤害自身的行为，或者有伤害自身的危险"的情形，按法律要求应当对其实施住院治疗。但这种情形下如果患者本人不同意住院，则需要实施非自愿住院，由患者监护人签字同意后办理住院手续。监护人不同意的，可以将患者带回家并自行做好看护管理。

照护者需要注意的是，法律规定的"伤害自身"行为或危险，并不仅仅指自伤和自杀。如果抑郁青少年有拒食、无法料理基本的个人生活、不顾个人安危的鲁莽行为等，事实上也构成了对自身的伤害，同样可以按前述程序实施非自愿的评估和治疗，包括住院治疗。

4）危害他人安全行为的处理

如果医院检查评估后发现孩子属于严重精神障碍患者，且有"已经发生危害他人安全的行为，或者有危害他人安全的危险"的情形，则无论患者本人、监护人同意与否，都必须实施住院治疗，必要时甚至可能由警察协助办理住院手续。当然，监护人还有权在三日内提出再次诊断要求。对再次诊断结论还有异议的话，监护人可以自主委托有鉴定资质的鉴定机构进行医学鉴定。

表2-11概括总结了我国现行的几种住院方式。

表2-11　我国现行法律规定的精神障碍患者住院方式一览

	自愿住院	非自愿住院		留院观察	强制住院
		伤害自身	危害他人安全		
精神状态	精神障碍	严重精神障碍	严重精神障碍	疑似精神障碍	暴力犯罪精神病人
标准	需要住院	需要住院	危险性	危险性	危险性
申请	患者本人	监护人	监护人、单位（学校）、村/居委会	家属、单位（学校）、村/居委会	公安机关、检察院
作出住院决定	患者本人	监护人	医疗机构	医疗机构	法院
出院/解除住院决定	患者本人	监护人、医疗机构	医疗机构	医疗机构	法院

4．知情同意和隐私保护

无论其身体或精神健康状况如何，未满18岁的未成年人在医疗保健相关决策方面通常被视为"缺乏知情同意能力"或者"能力削弱"。虽然心理能力的确定对于普通精神障碍患者来说是必不可少的，但对于患抑郁障碍的未成年人来说，这变得很困难。这种情况下，患者的自主权、隐私权等往往受到忽视，家长被理所当然地视作孩子的监护人。然而，并非所有患有精神疾病的未成年人都处于紧急危机（比如自杀）状态，他们也并不都对自己或他人构成直接威胁，其中一些人愿意积极寻求必要治疗，而且这些患者通常有能力理解自己生病并需要帮助。因此根据《民法典》的精神，至少对于16周岁以上的孩子，如果医生或心理师判断其并未完全丧失自主决策能力的话，是可以行使知情同意并要求隐私保护的。家、校、医各方对此应该予以尊重。

虽然法律和伦理规定在任何治疗开始前都应获得知情同意，但也存在例外。在特殊或紧急情况下，无需获得（患者本人）知情同意。比如：当延误治疗会严重危及患者的健康甚至生命时，医生有义务使用其最佳判断，忠实地为患者提供医疗服务；当如实告知的信息会导致患者的躯体或精神健康恶化时、患者放弃知情权或者患者本人无知情同意能力时，可以暂时不获取患者的知情同意。通常仅在这些情况下，才需要青少年患者的监护人或近亲属代为行使知情同意。

按照我国《精神卫生法》的要求以及临床实践，隐私保密主要涉及患者的病情、诊断、治疗和预后判断，患者向医疗机构提供的个人史、过去史、家族史材料，患者或者其监护人提供的书信和日记等资料，以及有关精神障碍患者的肖像或者视听资料。

对于青少年抑郁来说，有下列情况时，向有关方面泄露隐私既是符合道德的，也是合法的：① 患者有可能实施危害他人安全或者危害社会的行为时；② 患者有可能实施伤害自身的行为时；③ 司法部门调查取证时。此外，如果是由第三方委托专业机构做心理评估，比如学校委托医院做在校学生的心理评估，也不存在隐私保密义务，因为评估结果是要交给委托方的。

5. 侵害后的赔偿责任

抑郁青少年如果按照《民法典》规定通过司法鉴定被鉴定为无民事行为能力人、限制民事行为能力人，则他们造成他人的损害后，需要由监护人承担侵权责任。监护人尽到监护职责的，可以减轻其侵权赔偿责任。

此外，无民事行为能力人在学校或者其他教育机构学习、生活期间遭受到人身损害的，由学校等机构承担侵权赔偿责任。学校能够证明已经尽到教育、管理职责的，可以不承担侵权责任。而限制民事行为能力人在学校或者其他教育机构学习、生活期间受到人身损害的，学校等机构原则上不承担侵权责任，但如果学校未尽到教育、管理职责，还是要承担相应的赔偿责任。

无民事行为能力人或者限制民事行为能力人在学校或者其他教育机构学习、生活期间，受到学校等机构以外的第三人人身侵害的，由第三人承担侵权责任；学校等机构未尽到管理职责的，则要承担相应的补充责任。但是学校在履行完补充责任后，还可以向实施侵害的第三人追偿。

以下是这一节的核心内容提要，你可以参考本节内容，试着回答以下问题。

● 抑郁青少年常见的法律问题有哪些？

_____

_____

_____

● 如何面对和处理这些法律问题？

_____

_____

_____

　　抑郁青少年常会面临多种法律相关的问题，家长需要接纳、理解、陪伴和帮助孩子，不要去指责，孩子这个时候最需要的是家长的强力支持，如果有必要，家长应带着孩子一起尽快寻求专业帮助。全社会要形成合力来帮助青少年"平稳着陆"。

3 | 治疗篇

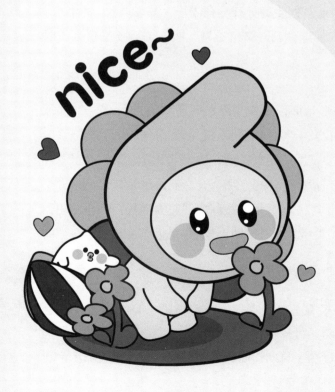

医生是怎样制定治疗方案的？

"我的孩子被诊断为抑郁症了，我该怎么办？"

"抑郁症不就是想不开吗？怎么可能要吃药？"

"我想找个心理医生开导开导孩子。"

"不是说抑郁症就是'情绪感冒'吗？怎么要吃这么长时间的药？"

……

以上这些都是抑郁症青少年的父母常有的疑惑。抑郁症是一种疾病，我们需要科学地面对它。如果你的孩子被确诊为抑郁症，请不要试图使用自己的方法来"开导"他，寻求专业医生的治疗才是正确的选择。那么，专业医生是如何治疗青少年抑郁的呢？治疗方案又是怎么制定的？本节我们将介绍相关的治疗原则和注意事项，帮助大家更好地理解青少年抑郁的治疗。

（一）治疗总原则

抑郁症可防，可控，可治疗。目前，专家已达成共识，抑郁症的治疗目标在于早期诊断，及时规范治疗，提高临床治愈率，最大限度减少病残率和自杀率，防止复发，促进患者社会功能的恢复。

青少年抑郁的治疗，应坚持综合治疗的原则。治疗方法包括药物治疗、心理治疗和物理治疗等，倡导基于评估的全病程治疗。所谓全病程治疗，是指治疗干预措施贯穿抑郁症的发生、治疗、康复阶段全过程。治疗阶段分为急性期、巩固期和维持期，见表3-1。

表3-1　全病程治疗阶段

治疗分期	治疗时长	治疗目标
急性期	6～12周	尽快控制症状，最大限度降低病残率和自杀率，尽量促进功能恢复到病前水平，提高生活质量。
巩固期	4～9个月	继续使用急性期治疗有效的药物，并强调治疗方案、药物剂量和使用方法保持不变，提高生活质量，恢复社会功能。
维持期	至少2～3年，多次发作者，需要长时间维持治疗	持续、规范的治疗能有效降低抑郁症的复发率。维持治疗结束后，病情稳定者，可缓慢减药直至终止治疗，一旦发现有复发的早期征象，应迅速复原治疗。

（二）治疗方法

1. 药物治疗

治疗抑郁症最方便快速的手段是药物治疗。注意，这些药物都是处方药，请务必严格遵循医嘱、在确诊的前提下服用，不要觉得青少年"心情不好"就让他们服用或随意加减药物剂量！

（1）药物治疗的作用。

- 改善抑郁症状：抑郁症的发生发展可能与大脑内一些化学物质，如去甲肾上腺素、5-羟色胺、多巴胺等的浓度降低有关。抗抑郁药通过提高脑中化学物质的浓度，来改善症状。

- 改善与抑郁相关的伴随症状：如焦虑症状，若青少年同时存在焦虑和抑郁的症状，往往病情更严重，自杀风险更高，治疗更加困难。此时，需在抗抑郁药的基础上合并抗焦虑药，尽快改善症状。此外，50%以上的抑郁症患者可能同时存在幻觉、敏感多疑等症状，推荐抗抑郁药和抗精神病药的联合治疗。

- 改善其他症状：青少年抑郁症患者还可能出现强迫症状（反复出现的想法、冲动、行为等）、达不到诊断标准的躁狂或轻躁狂（兴奋话多、花钱大方等）、注意缺陷、多动、冲动、与父母或老师对立的行为、失眠等。要缓解这些症状，可根据相应症状使用对症药物治疗，这样有助于稳定情绪，使病情进一步改善。

（2）药物治疗的原则。

- 重视教育原则：制定治疗方案前，医生会向父母和青少年阐述抑郁的相关知识，包括临床表现、现有可供选择的治疗方案、治疗的疗程以及预后情况等。基于青少年和家庭的经济条件、病情特点、个人偏好等，共同确定治疗方案，医生还需告知所选择的治疗方案可能的获益、风险以及风险的应对策略。

- 充分评估与监测原则：医生会根据青少年的具体情况，包括诊断、症状以及影响药物治疗的躯体状况、主观感受、药物经济负担等进行充分评估；定期通过精神科量表评定及实验室检查来监测治疗的效果及安全性。

- 确定药物治疗时机原则：症状较轻的青少年应在2周内进一步评估病情的进展，以决定是否用药。有中、重度症状者应尽早开始药物治疗。

- 个体化合理用药原则：根据青少年的临床表现对药物进行个体化选择，如综合考虑药物疗效或不良反应选择药物种类；对于有自杀意念的青少年避免一次性处方大量药物；未成年人需要在成人监护下使用药物；

考虑既往用药史，优先选择过去药物疗效显著的种类等。

- 单一用药或联合用药原则：绝大多数抗抑郁药可能都没有明确的18岁以下青少年的适应症，但是医生会根据循证证据，全方位考量后用药。通常，医生会尽可能只使用一种抗抑郁药，但若经过一段时间的治疗仍然疗效甚微，则可能会联合其他药物或方法以提升疗效。

- 药物剂量调整原则：青少年使用抗抑郁药治疗时，起始剂量常常比成年人低，治疗剂量大多与成年人相当。医生会在开始治疗时，告知父母和孩子治疗中的注意事项，如药物治疗需要一定的起效时间，缓慢增加药物剂量可以减少副反应；突然停药或者不遵医嘱服药有可能会使药物疗效不佳，也有可能会出现头晕、恶心等撤药反应等。

- 治疗共病原则：青少年抑郁常与其他疾病（焦虑症、睡眠障碍等）存在共病的情况。积极治疗躯体症状与精神科其他共病，能够对抑郁症的治疗起到很好的推动作用。

- 停药原则：经过评估，对复发风险很低的青少年，维持期治疗结束后可逐渐停药。停药期间建议随访，密切观察停药反应或复发迹象，必要时尽快恢复原有药物的有效剂量。停用药物期间，应关注可能出现的撤药反应。

2. 心理治疗

心理治疗是独立于药物治疗或者和药物治疗配合使用的方法。目前循证证据较多、疗效肯定的可用于青少年抑郁的心理治疗方法包括：认知行为治疗、人际心理治疗。这些治疗对轻、中度抑郁的疗效与抗抑郁药疗效相仿，但严重或内源性抑郁往往不能单独使用心理治疗，须在药物治疗的基础上联合使用该方法。对于慢性抑郁，认知行为治疗和人际心理治疗的疗效可能逊于药物，但心理治疗有助于改善慢性患者的社交技能及与抑郁相关的功能损害。关于心理治疗的种类，将在后续内容中详细介绍。

3. 物理治疗

物理治疗是抑郁症综合治疗的手段之一，包括改良电抽搐治疗（modified electro-convulsive therapy, MECT）、重复经颅磁刺激（repeated transcranial magnetic stimulation, rTMS），以及值得期待的新型物理治疗方法，如深部脑刺激术、迷走神经刺激术、磁痉挛治疗、经颅直接电刺激术等。

MECT利用现代麻醉、肌肉松弛剂技术，用短暂、适量的脉冲电流刺激大脑诱发大脑皮质广泛性同步脑电发放，使之发生一系列的生理和生化反应，从而达到治疗抑郁症的目的。有学者称，MECT如同"重启死机的电脑"。当然，接受

MECT前要经过精神科医师和麻醉医师的全面评估，包括躯体健康状况、治疗适应证和禁忌证等。rTMS主要通过搁置于头皮上的小型磁场，输出特定能量的负极性交变电磁，对大脑多个功能区进行调节，达到兴奋或抑制局部大脑皮质功能的目的，如提升抑郁症人群低下的前额叶（大脑的"司令部"，抑郁等不良情绪主要经由这个脑区体验）功能，缓解抑郁症状。

（三）不同治疗方式的选择

通常，医生会根据青少年抑郁的严重程度选择不同的治疗方式。药物治疗适合轻、中、重不同程度的抑郁。心理治疗可单独用于轻度和中度的抑郁，但不主张单独用于重度或内源性抑郁。物理治疗主要用于难治性抑郁或症状严重、自杀意图明显或伴有精神病性症状的患者。此外，运动疗法、光照治疗等也有一定疗效，可作为辅助治疗使用。

1. 轻度抑郁的治疗

对于轻度抑郁者的初步治疗，医生通常优先选择认知行为治疗、人际心理治疗等进行干预，而非直接开抗抑郁药。如果接受心理治疗2至3个月后，抑郁症状仍持续存在，那就需要考虑使用药物治疗。

2. 中度和重度抑郁的治疗

对于中度和重度抑郁的青少年，主张药物合并心理治疗或物理治疗。如果为青少年处方药物，必须把药物相关信息、作用、起效时间、不良反应等情况以及为什么必须使用的原因告知他们及其监护人，知情同意后方能使用。同时开展心理治疗时，应仔细观察不良反应，监测精神状况和总体进展，例如在治疗的前4周每周和青少年及父母接触，及时了解青少年的反应和状态。

改良电抽搐治疗（MECT）

MECT主要针对抑郁症状严重，甚至存在危及生命的情况（如自杀行为），或对其他治疗没有反应的难治性患者。MECT只有在经过专业人员评估并取得家长和孩子同意后才能使用。

住院治疗

对于自杀、严重自残或自我忽视风险高的青少年，在门诊无法提供所需的治疗强度，或需要进行进一步评估时，可以考虑住院治疗。住院能提供一系列干预措施，包括药物治疗、物理治疗、个体心理治疗和团体心理治疗等。

停药期间的管理

一般不建议在节假日前、重大人生事件（升学、转学等）这些节点上停止治疗。在青少年生活环境比较平稳、外界压力和刺激小的背景下结束治疗更为安全。

要做到：第一，缓慢减少药物剂量直至停药，不可以突然停药；第二，停药后仍需密切观察，3个月到半年复诊一次；第三，停药后，可坚持一段时间的心理治疗。

以下是这一节的核心内容提要，你可以参考本节内容，试着回答以下问题。

● 青少年抑郁在什么情况下使用药物治疗，治疗中有哪些注意事项？

● 什么是青少年抑郁的全病程治疗？

温馨
提示

　　延迟求助往往是治疗抑郁过程中最大的阻碍。因为抑郁症发作时间越长，功能损伤越严重。希望父母能了解到，不同程度的青少年抑郁有不同的治疗方案，轻度抑郁可视为一次改变自我的契机，及时做出调整，能够防止抑郁状态继续恶化下去；对于中重度抑郁，越早寻求诊断治疗越好。

　　不知道大家是否听说过"抑郁后的心理繁荣"这个说法？心理繁荣意味的不仅仅是康复，还是比80%的人更健康。根据一项大样本研究，有2/5的抑郁者在经过有效治疗后，能够达到超越普通人水平的完全心理健康的状态。

如何选择心理咨询与心理治疗？

在青少年抑郁的发生发展中，社会心理因素占据了相当大的比例。因此，在治疗上，心理咨询和心理治疗是重要的方式方法。《中国抑郁障碍防治指南（第二版）》指出：青少年抑郁症的治疗应坚持药物和心理治疗并重的原则。专家认为，对于轻度和中度的青少年抑郁症患者，首选心理治疗（包括支持性心理治疗、认知行为治疗、人际关系治疗、精神动力治疗、家庭治疗等）；对于重度抑郁症患者，需遵医嘱进行药物及心理治疗相结合的综合治疗。

（一）什么是心理咨询与心理治疗？

心理咨询和心理治疗指的是受过专业训练的人员在符合法律法规的前提下，运用心理学的理论与方法，对来访者进行帮助，以达到消除或缓解来访者存在的问题或心理障碍为目的。

人们对心理咨询和心理治疗难以区分，甚至同等看待。两种方法的确有相似之处，但也有许多差异。按照我国精神卫生法的规定，心理治疗只能在医疗机构（包括医院、诊所、社区卫生中心等）中开展，而对于心理咨询则没有场所限制；此外，心理咨询师不得从事心理治疗。两者的主要异同见表3-2和表3-3。

表3-2　心理咨询和心理治疗的相似之处

条目	心理咨询	心理治疗
理论方法	以来访者为中心的治疗理论与方法、合理情绪疗法理论与技术等	
工作对象	生活、工作等场景中遇到问题、困扰的人	
工作目的	强调帮助来访者改变和成长	
双方关系	注重帮助者与来访者之间良好的人际关系	

表3-3　心理咨询和心理治疗的差异

条目	心理咨询	心理治疗
工作对象	普通人、正在恢复或已复原的患者	有心理障碍者
工作重点	普通人遇到的各类问题（如人际关系、职业选择、婚姻问题等）	心理障碍、行为障碍、心身疾病、情绪障碍等
工作时长	用时较短，一般为一次至几次	用时较长，几次至几十次不等，有的需经年累月

续　表

条目	心理咨询	心理治疗
工作方向	聚焦找出已存在的问题并改善，重视教育性、支持性、指导性	针对无意识领域，重点在于完善来访者的人格
工作目标	直接针对具体问题进行调整	目标相对模糊，主要是促进来访者改变和进步
工作场所	非医疗机构和医疗机构中均可开展	医疗机构中开展

图3-1更为直观地说明了这一点。

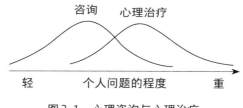

图3-1　心理咨询与心理治疗

　　基于心理咨询与心理治疗的异同点，大家可以根据青少年抑郁的严重程度来选择合适的治疗方法。以下，着重向大家介绍心理治疗的相关内容。

（二）心理治疗的特点

　　尽管心理治疗的流派和种类各有不同，但治疗的核心成分有共同之处。除了个别心理治疗，也会开展一些团体治疗，帮助青少年在团队的抱持性环境中获得理解和接纳。

对青少年抑郁而言，心理治疗具有以下共同特点：

- 青少年和治疗师需要积极主动投入；
- 聚焦于青少年当前的问题，以减轻核心症状；
- 通过量表检测，进行症状及严重程度评估；
- 一般都会有疾病心理教育环节；
- 会设置持续时间、治疗间隔、环境要求等过程细节；
- 可以合并药物治疗；
- 常有回家作业，以帮助青少年练习新学到的技能。

心理治疗的作用包括：

- 减轻和缓解社会心理应激相关的抑郁症状；
- 矫正抑郁继发的各种不良的心理和社会性后果，如自卑、绝望、人际关系不和、退缩回避等；
- 提升正在接受药物治疗的青少年的服药依从性；
- 协同药物维持治疗，预防抑郁的复发；
- 最大限度地帮助青少年实现心理社会功能和学业、职业功能的恢复。

很多父母存在疑惑，既然孩子已经接受了心理治疗，为什么医生还会开处方药物？对青少年抑郁的治疗而言，保证生命安全、迅速缓解症状是重要的前提。因此，临床上常采用心理治疗与药物治疗结合的方式。轻度抑郁症者，尤其是不愿或不能采用药物治疗的青少年可以单独使用心理治疗。但不主张对中重度，尤其是重度抑郁症患者单独使用心理治疗。即便首选单一心理治疗，医生也会定期进行症状评估。若轻度抑郁症患者急性期单用心理治疗6周后无效或12周后症状缓解不完全，则应联合药物治疗。

尽管心理治疗的使用存在限制，但是在临床上，它依旧显示出了优势。在解决心理问题、改善人际关系方面，心理治疗具有较好的疗效，尤其是针对存在心理社会应激源的患者。

（三）什么情况下需要接受心理治疗?

很多父母会问："我的孩子真的需要心理治疗吗?"这是个好问题! 青少年是否需要接受心理治疗要从多个方面进行全面评估。

对青少年而言，是否接受心理治疗需要考虑到抑郁的严重程度、本人与家庭的倾向性、家庭的环境特征、支付能力等。治疗师方面的影响因素，包括是否能提供针对性强的专业心理治疗，以及包括时间、场地等在内的客观因素。医疗系统方面的影响因素，包括提供医疗资源的能力和资源的可获得性，如某项心理治疗是否属于医保涵盖范围等。

1. 在专业评估认为适合的情况下

医生会从生物-心理-社会医疗模式的角度出发，充分考虑抑郁的严重程度。若青少年的抑郁症状与社会心理应激、内心冲突、人际困难或其他心理因素密切相关，这时心理治疗对他们就尤其有效。但如果青少年存在严重的消极观念和/或行为，应首先考虑药物治疗，甚至物理治疗，并密切关注药物治疗的疗效和起效时间，不能只进行心理治疗，情况严重时可考虑住院治疗。

2. 在青少年与家庭有动力的情况下

我们也遇到过这类情况，青少年不愿意接受心理治疗，父母希望编出一个"善意的谎言"，要求治疗师假扮成朋友来家里与孩子进行心理咨询，或直接给孩子打个电话说是学校的老师等。我们的建议是，若青少年没有主动寻求帮助，且非常抗拒心理治疗，不推荐使用欺瞒的方式进行。还记得之前提到的心理治疗的特点吗？"双方需要积极主动投入"这点尤为重要，也是有效治疗的前提。在获得孩子允许的前提下，家长可以尝试多方动员的方法，循序渐进地对其进行劝导。

有的青少年主动提出想看医生，想接受心理治疗，而父母并不在意，觉得孩子只是"青春期叛逆"，只有到情况变严重时，才不得不就医求助。所以，对于想主动接受心理治疗的青少年，父母需要支持和鼓励，因为这是孩子在发出"求救信号"。要记住，越早寻求专业帮助，就能越早改善情况。

家庭关系、养育方式与抑郁的发生发展有密切的关系，同时父母也是支持孩子的重要资源。因此，家庭养育环境对青少年身心健康发展的重要性是不言而喻的。整个家庭愿意参与心理治疗并希望做出积极改变的时刻，正是可贵的进行心理治疗的"大好时机"。

心理治疗的方法有哪些？

可用的心理治疗方法有多种，在此，着重介绍几类常用方法。

（一）支持性心理治疗

支持性心理治疗是心理治疗中最常用的，甚至可以说是贯穿始终的一种方法。它主要通过倾听、安慰、解释、指导和鼓励等方法帮助青少年客观了解自身状况，从而积极乐观地面对问题，配合治疗，保持良好的社会功能。

（二）认知行为治疗（cognitive behavior therapy, CBT）

1. 什么是CBT

CBT聚焦当前问题和症状，侧重于理清患者的想法、情绪和行为的关系，并改变那些干扰青少年发挥其最佳功能的思维模式。例如，改变消极思维可以促使患者的心理更加健康，并带动更有益的行为；同时，良性行为又可以帮助患者与自身以及周围人产生互动，让良性思维更坚固，这样就形成了

"良性循环"。

治疗师在CBT中可以指导青少年区分自己的想法和情绪，学会识别消极思维（心理学上称"负性自动思维"），并通过改变情境中产生的负性自动思维来调节情绪。CBT还注重改善退缩回避的行为模式，增加青少年对自我行为的控制和对愉悦情绪的感知。其策略包括行为激活，就是帮助青少年找到过去和现在喜欢的活动，并制定日程表，循序渐进地参与这些活动。此外，还包括自控训练、社交技巧训练、安排娱乐活动及问题解决等。当然，父母也将在治疗中发挥积极作用，他们也会接受有关抑郁可能原因的培训，并学着帮助孩子掌握可以用来识别和改善消极思维和行为模式的策略。

通常，CBT的频率为每周1次，持续6至20次，如果涉及自伤、厌学和家庭功能失调等更加复杂的问题，则治疗周期会持续更久。

2. CBT如何起效

对这个问题，几乎所有的父母都很关心。治疗师会介绍一些方法让青少年调整自己的思维和行为模式，从而使他们在情感和行为上受益。

治疗师还会要求青少年在治疗外完成一些"家庭作业"，比如"情绪日记""心情故事记录表"等。在日记中写下引发消极思维的场景，并记录他们在该情况下的感觉和行为方式，以及相互影响的信息。见表3-4、图3-2和图3-3。

表3-4　情绪日记

条目	内容
场景	考试考砸了
负性自动想法	脑海里跳出"我再也考不上大学了，我的人生完蛋了"的想法
产生的情绪	感受到悲伤、无助
继发的行为	认为自己是个失败者而不想去上学，不和朋友交流
恶性循环	由于回避和退缩而绝望，更加认定自己没救了

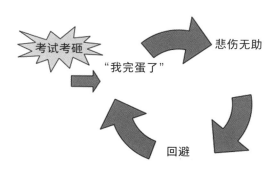

图3-2　思维和行为的恶性循环图

心 情 故 事

时间：_____

地点：_____

对象：_____

事件：_____

_____

_____

_____

想法：_____

情绪：_____

行为：_____

图3-3　心情故事记录表格

　　青少年与治疗师需要合作找出"症结所在"，也就是在记日记的过程中，让自己对自己的思维、情绪和行为能够"看得更清楚"，并不断训练识别和打破恶性循环的思维和行为模式的能力。在此过程中，治疗师将鼓励青少年应用CBT的行为调整方法，找出他们过去喜欢的活动（如打篮球、与朋友出去玩），然后将这些活动纳入愉快活动的时间表（例如，"当我感到悲伤或压力时，我会打篮球或与朋友出去玩"）。

　　通过经常布置和鼓励其完成家庭作业，可以帮助青少年发展新的技能，增加应对压力的信心。

（三）青少年人际关系治疗（interpersonal psychotherapy for adolescents, IPT-A）

1. 什么是IPT-A

IPT-A着重于通过学习有效沟通的技巧，明确自身与他人的情感需求，改善人际关系。治疗师强调生物-心理-社会模式对抑郁情绪的解释，认为痛苦事件会加剧人的悲伤和无价值感。随着与他人关系的改善，抑郁症状可能会减轻，甚至带动青少年在生活的多个领域体验到"改善的喜悦"。

IPT-A专注于四个问题领域：第一，悲伤的情绪（哀悼朋友或亲人的死亡等）；第二，人际角色的困扰（包括父母、兄弟姐妹或朋友等重要关系中的冲突等）；第三，角色的转变（预期和意外的变化，如搬家、父母离婚、进入新学校等）；第四，人际关系的丧失（社交隔离等）。

通过以上四个领域的调整，IPT-A能逐渐帮助青少年提高人际沟通和解决问题的能力。通过IPT-A的心理教育和实践，青少年可获得社交信心，改善人际关系，抑郁症状也将随之缓解。通常，IPT-A的频率为每周1次，持续12至16次。

2. IPT-A如何起效

治疗往往从全面评估青少年的社交、情绪和学业功能开始。治疗师会先对青少年及其父母进行关于IPT-A理论的教育。随后，与青少年一起，尝试探讨和确认"亲密关系圈"，并评估这些关系的质量。通过对重要关系的详细回顾，治疗师能够确定哪些关系可能诱发了青少年的消极情绪，并导致负面情绪长期存在。

中期阶段，治疗师和青少年会确定改善人际关系的策略，可通过角色扮演、情绪标签（例如，提炼青少年在朋友说某句话时的感受）、提供针对困难场景的有效沟通和解决问题的策略以及为青少年创造人际关系实验等方式，让青少年患者得以在治疗之外，通过反复练习，持续巩固交往技能。

治疗师还会提供"加强治疗"，例如和青少年及父母讨论哪些策略在遇到困难的场景下可能有帮助，以防止抑郁的复燃或复发；此外，治疗师也会分析未来可能出现的问题，列出抑郁的预警信号，以便青少年在需要时可更快返回治疗。

（四）精神动力学治疗

精神动力学治疗是建立在精神分析原理上的一种心理治疗。其核心假设是一些有意识或无意识的情绪和防御机制导致了抑郁的不良情绪和认知状态的发生发展。通过对这些因素的内省，如了解和认识不良情绪的来源以及对行为的影响，来改善症状。

经典的精神分析理论强调童年期的创伤经历，尤其是潜意识领域的内心冲突及性本能的作用对成年期异常行为或精神症状的影响。在精神动力学治疗中，治疗师会积极鼓励青少年自由谈论自己的想法和感受，通过提问来澄清问题，通过对梦的解释等技术帮助青少年面对阻碍，并给予解释、指点，最终使青少年达到领悟，从而改变自我。

其中的心理防御机制，最初由该理论的创建者、奥地利心理学家弗洛伊德提出，用来说明人们在对付那些使人感到烦恼、焦虑的威胁和危险时常采取的、用以减轻焦虑和痛苦自我保护策略。目前，治疗师常应用心理防御机制的理论给予指导和知识教育，并取得了一定的效果。精神动力学治疗的持续时间可长达数年之久，每周会谈4～5次，每次1小时左右。

（五）青少年辩证行为治疗（dialectical behavior therapy for adolescents, DBT-A）

当青少年出现自伤行为时，则可以采用DBT-A结合药物治疗。目前，国外儿童青少年精神科病房提供住院环境下的DBT-A治疗。国内一些精神专科医院儿少科病房对有自伤行为的青少年会提供每周4～5次的DBT-A团体治疗。

DBT是一项形式多样的、综合性的心理治疗，涵盖危机干预、个体治疗、技能训练、电话咨询、治疗师集体咨询会议等。DBT的核心技能主要包括正念、情绪调节、痛苦忍受以及人际效能。其中，正念技巧是DBT的"核心之核心"，可帮助青少年增加对自身的认识和接受度；情绪调节技巧可帮助青少年提高控制情绪的能力；痛苦忍受技巧帮助青少年应对挫折，减少负性情绪反应；人际效能技巧帮助青少年改善人际关系，提升自信。除了这四个核心模块，DBT-A还新增了父母参与治疗的模块，使父母意识到自身的情绪和行为对青少年产生的影响，通过技能训练，提升父母的情绪稳定性、教养能力和养育胜任感，为增进家庭的"先进性"贡献力量。

（六）基于依恋的家庭治疗（attachment-based family therapy，ABFT）

基于依恋理论的假设认为，个体的变化会在现实的、健康的、信赖的、敏感性的亲子互动中得到再体验和修复。ABFT强调每个人都对一段安全而富有意义的关系存在与生俱来的渴望。因此，和CBT不同，ABFT并不针对问题进行直接干预和管理，而是重在揭示破坏信任的生活事件或"创伤"过程中的体验和家庭互动模式。简而言之，ABFT着重让上述的事件、体验和模式呈现出来，然后"被看到"。

通过对"创伤"的讨论，ABFT能帮助家庭成员就"失望的家庭关系"开展真诚的、富有情感的"对话"。"创伤"的议题可能包括虐待、忽视、遗弃，也可能涉及生活环境的变化，如父母离异、养育者抑郁或丧失等。

　　ABFT 的具体步骤包括：关系改释、青少年联盟、父母联盟、依恋促进和自主促进。由此可见，ABFT 主要聚焦于青少年情绪行为问题的家庭因素，通过治疗促使家庭成员形成有利于个体（父母和青少年）成长的家庭互动情境。

如何选择疗法及治疗师？

如今，为青少年寻求心理治疗的父母越来越多，市面上各种心理治疗的宣传也层出不穷。家长们常会因此陷入选择困境。在此，我们做一个简单介绍。

先来讲讲心理治疗方法的选择。到目前为止，几乎没有循证证据可以表明，某种心理治疗比其他治疗"更有效"。也就是说，没有一种疗法显示出"绝对的有效性"。讲到这里，家长们可能会很气馁——难道孩子没救了吗？那我们怎么办？别急，其实，国内外的诸多研究表明，在所有影响疗效的因素中，治疗技术的影响是最小的，但"共同因素"对于治疗的有效性却占到了最大的比重。

怎么理解这句话呢？我们来看一下。不同的治疗方法存在特定的理论背景和不同的技术，却拥有很多共同的起效因素，包括：在良好的治疗关系中取得青少年的信任；触及情感体验时，提供宣泄和情绪放松的机会；调动各种积极的可用资源；增强掌控感、效能感；激发和维持治疗动机和期望；帮助寻找新的视角和新的行为方式等。此外，选择疗法时也有一些共性化的考量。如果青少年在学校或在家遇到的压力是问题的根源，那自然要先处理这些根源。如果父母观察到孩子有明显的负性思维和不合理认知，那么认知行为治疗可能是适合的个体心理治疗方法。如果问题主要在于家庭成员之间的互动，那首先要考虑家庭治疗。

不管选择哪种治疗方法，对"共同因素"的调整才是关键。因而，不必纠结于采用何种治疗方法，所谓"条条大路通罗马"，选择一位能把握"共同因素"的合适的心理治疗师才是更重要的。

在展开分析要选择什么样的治疗师以前，要先和大家聊聊"避开什么样的心理治疗师"。如前文中提到，如果有心理治疗师答应了父母假扮成朋友到家里和孩子"聊天"，可能代表他不够专业。同样，有些在咖啡厅、酒店大堂进行的"心理治疗"，也是不正规的。正规的心理治疗应当在有心理治疗资质的机构中进行，可以是医疗机构，也可以是其他机构，资质认证很关键。此外，治疗师要遵守伦理规范，有相对固定的治疗时间、地点、时长、频率和收费标准等。还有部分治疗师以说教甚至评判为主，这也是不适合孩子的。总之，如果治疗师直觉上让人很不舒服，请相信自己的直觉，你有权利另寻他人。

那到底如何选择合适的心理治疗师呢？"治疗前的功课"和"治疗后的感受"两个原则可辅佐大家来判断治疗师是否靠谱。

（一）治疗前的功课

治疗前的功课也就是要确认治疗师的专业资质和能力。在一些西方国家，心理咨询和治疗师的培养已经有相对完善的机制，大多是学历培养和继续教育相结合的模式。而在我国，非学历培训是心理咨询和治疗从业人员的主要培养方式，相关部门也没有出台统一的法律或制度规定从业人员的专业学术要求。

国内从事心理咨询和治疗的人群主要包括：精神科医生（具有医学背景，主要在精神专科医院或综合医院的精神/心理科工作）；临床心理治疗师（医学、心理学或临床社工背景，主要在综合医院的医学心理科/心理咨询室工作）；学校心理咨询师（心理学或教育学背景，主要在高校心理健康中心及中小学工作）；私人执业心理咨询师（各种学科背景都有）。

建议大家选择专业度高的治疗师，也就是有专业背景、在儿童青少年心理治疗领域有工作经验的治疗师。合格的心理治疗师应该接受过长于1年的心理治疗基础训练。在治疗师的简介里，一般呈现为咨询/临床心理学的硕博士项目，以及部分心理治疗的长程培训项目。俗话说"术业有专攻"，因而治疗师的背景越集中于某一领域往往越优秀。

（二）治疗后的感受

在治疗师进行心理治疗后，怎么判断此治疗方案是否适合孩子呢？大家可以在 1 ～ 2 次治疗结束后让孩子尝试勾选以下这些问题：

☐ 你感觉被治疗师倾听吗？

☐ 你感觉治疗师尊重你吗？

☐ 治疗师有表现出高人一等（优越）的感觉吗？

☐ 治疗师看起来是真诚的人吗？

☐ 治疗师有用开放的心态去倾听你所有的感受吗？

☐ 治疗师在会谈中是积极的还是消极的态度或者形式？
你更倾向于哪种态度或者形式呢？

☐ 在会谈结束后，你感觉到更好还是更糟糕了？

☐ 和治疗师会面，你有感到舒适吗？

☐ 治疗过程能让你安全地表达自己的想法、担忧和感受吗？

如果孩子的回答大部分是正向的，那可以与这位治疗师继续合作，至少做 4 ～ 6 次咨询后，可再进行评估，以决定是否要长时间维持治疗。

此外，以下两点情况需要注意：

• 天价收费要谨慎；

• 任何违反伦理守则的要慎重，如在未事先约定或双方协商的情况下随意更改支付费用，对孩子有不适当的身体接触、辱骂、威胁、人身攻击等，不经同意对治疗过程私自进行录音、录像。

以下是这一节的核心内容提要，你可以参考本节内容，试着回答以下问题。

● 什么情况下青少年适合进行心理治疗？

....

....

....

● 如何选择一位合适的心理治疗师？

....

....

....

所有的事物都具有"两面性"。心理治疗本身也存在一定的"不良反应"，如治疗需要充裕的时间和足够的耐心，也需要一定的治疗费用等。这对部分家庭而言可能是困难。因此，不要把心理治疗当成是"万能钥匙"。但一旦考虑使用心理治疗，必须有机地整合到青少年抑郁症的精神科治疗方案中，而不是独立于整个治疗方案之外。所以，青少年抑郁症的治疗中，不管是否采用心理咨询或治疗，建立良好的依从性，定期到门诊随访是非常重要的。

关于抗抑郁药，你需要知道

抑郁症治疗药物也被称为"抗抑郁药"，可改善抑郁症状，帮助患者恢复日常功能。但抗抑郁药并不等于精神兴奋剂，不能提升正常人的情绪状态。部分抗抑郁药也会用于治疗焦虑症和强迫症。不同抗抑郁药的作用机制不同，但均通过调整大脑中的"化学反应"达到治疗抑郁的效果。

在临床上，经常是医生一说要开处方药物，来访者就非常害怕，几乎到了"谈药色变"的地步。正所谓"心中有底，遇事不慌"。在本节中，我们一起来聊聊你必须知道的抗抑郁药。

（一）常用抗抑郁药

传统抗抑郁药包括：三环、四环类抗抑郁药和单胺氧化酶抑制剂等。新型抗抑郁药包括：选择性5-羟色胺再摄取抑制剂、5-羟色胺和去甲肾上腺素再摄取抑制剂、去甲肾上腺素能和特异性5-羟色胺能抗抑郁剂等。新型抗抑郁药在安全性、耐受性和用药方便性方面更有优势，是临床首选药物。可参考图3-4。

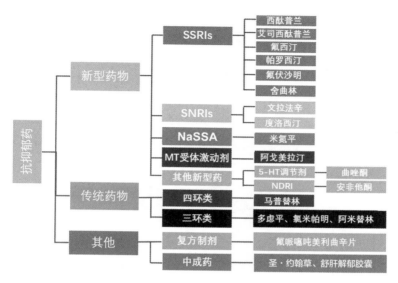

图3-4　常用抗抑郁药分类导图

　　我们按照使用率由高到低依次介绍一下目前临床上使用的抗抑郁药。

1. 选择性5-羟色胺再摄取抑制剂（SSRIs）

　　这类药物通过选择性抑制5-羟色胺（5-HT）再摄取，使中枢神经系统突触间隙5-HT含量增高，达到治疗效果，通常作为青少年抑郁的初始用药，效果良好，且不良反应较少。

　　代表药物有氟西汀、舍曲林、氟伏沙明、西酞普兰、艾司西酞普兰、帕罗西汀，起效时间一般在2～4周。但研究表明，帕罗西汀似乎对儿童和青少年抑郁症没有帮助，故不作为青少年抑郁的首选药物。此外，美国食品药品监督管理局（FDA）指出SSRIs有可能增加儿童青少年自杀风险，虽然风险很小，但的确客观存在，因此所有抗抑郁药均需标明这一潜在风险（详见"出现不良反应，该如何应对？"一节）。但此类药物本身的有效性及安全性证据充分，仍可作为临床上药物治疗的首选方案。

2. 5-羟色胺及去甲肾上腺素再摄取抑制剂（serotonin-norepinephrine reuptake inhibitors, SNRIs）

去甲肾上腺素（NE）及5-HT再摄取抑制剂，这类药物作用方式与SSRIs类似，当使用SSRIs疗效欠佳时，医生可能会建议使用SNRIs。代表药物有文拉法辛和度洛西汀。SNRIs除了有和SSRIs类似的抗抑郁治疗效果，还有其他作用，例如度洛西汀还具有缓解疼痛的作用，有些青少年存在明显的背痛、头痛等躯体疼痛主诉，则可选用此类药物以缓解疼痛、改善抑郁症状。

3. 其他常用抗抑郁药

其他常用抗抑郁药有安非他酮（去甲肾上腺素多巴胺再摄取抑制剂，norepinephrine dopamine reuptake inhibitors, NDRIs）、米氮平（去甲肾上腺素能和特异性5-羟色胺再摄取抑制剂，noradrenergic and specific serotonergic antidepressants, NaSSA）、曲唑酮（5-羟色胺调节剂）、阿戈美拉汀（褪黑素抗抑郁药MT受体激动剂）。

这些药物各有特点。米氮平有增加食欲的情况，可造成体重增加，但也可以利用这一作用改善食欲减退症状。安非他酮不会造成体重增加，对缺乏精力者尤其有益，但可能会引起紧张。曲唑酮和米氮平可改善睡眠，因此会用于睡眠困难者。阿戈美拉汀是一种可刺激褪黑素受体的褪黑素类抗抑郁药，用于治疗重度抑郁发作，并用于调整睡眠节律。

4. 三环类抗抑郁药（tricyclic antidepressants, TCAs）

临床上对TCAs的使用少于以上提到的抗抑郁药，主要因为其不良反应较多，如肝功能受损、便秘、嗜睡，还可扰乱心律并导致其他严重问题。但TCAs对于某些患者仍有较好的效果，尤其是对于尝试了SSRIs、SNRIs或其他抗抑郁药治疗均无好转者。代表药物包括氯米帕明、多虑平、阿米替林等。

5. 单胺氧化酶抑制剂（monoamine oxidase inhibitors, MAOIs）

该类药物不良反应也较多，且使用时必须避免摄入某些食物和药物，安全性令人担忧，故使用不多，但使用其他药物无效时，也可酌情选择。代表药物包括异卡波肼、苯乙肼、司来吉兰。

6. 草药、中药类

已获得国家药品监督管理局批准用于治疗抑郁症的植物药和中药包括圣·约翰草提取物片（贯叶金丝桃）、舒肝解郁胶囊（贯叶金丝桃、刺五加）和巴戟天寡糖胶囊，主要用于治疗轻中度抑郁障碍。但其效果在儿童青少年群体中缺乏强有力的证据。

（二）如何选择抗抑郁药？

通常来说，抑郁症状越重，使用药物的益处就越大。那么医生是怎么选择使用哪种抗抑郁药的呢？如果是对于有抑郁症家族史者，医生可能会询问亲属使用疗效较好的药物，并优先选择该药；如果并没有患病亲属，那么医生会结合目前症状特点、既往用药史和药物药理学特性的匹配、躯体状况、耐受程度以及药物的价格和可及性等多方面进行权衡，选择一种药物作为首选。

但治疗中可能会遇到的情况是，首选的药物并没有达到良好的疗效。这时，患方需要和医生进行充分沟通，不要放弃治疗，有时的确需要尝试多种药物，甚至需要联合治疗，才能确定对于个体来说最有效的治疗方式。

（三）抗抑郁药何时起效？

大多数抗抑郁药在开始用药后 1 ～ 2 周逐渐显示出作用。服药初期可能最先改善的是睡眠和食欲，然后精力逐渐恢复，最后才迎来情绪改善。当然，每个人改善情况会有所不同。所谓"磨刀不误砍柴工"，切记不要在药物尚未显示疗效时自行停药。否则会导致所有药物都用了一遍，结果似乎都无效。若用药 3 ～ 4 周后，抑郁症状仍无任何改善，请和医生仔细探讨，可增加剂量、更换为其他药物或者提供其他方案。

（四）抗抑郁药如何减量和停用？

症状改善时，大家会非常关心减药和停药的问题。

那什么时候可以开始减药了呢？建议坚持用药至少6～9个月，重度抑郁或发作次数较多者最好坚持用药2～3年。随访研究显示，经治疗康复后的抑郁患者仍有30%会在一年内复发，坚持服药维持治疗能够大大降低复发率。

此外，停药要在医生的指导下进行，需在几周内缓慢减少剂量，大多数抗抑郁药突然停用都会引起身体和情绪不适。

服用抗抑郁药会"上瘾"吗？

很多人会担心服用抗抑郁药成瘾，停不下来。实际上，抗抑郁药并不存在成瘾性。有些患者停药后的不适是由于停药速度过快而导致的撤药反应。这些不舒服的症状包括流感样症状、失眠、恶心、失衡、感觉异常、焦虑、易激惹等。

撤药反应往往在突然停或快速减量的1～10天内出现，并在2～3周缓解。半衰期较短的帕罗西汀、舍曲林和氟伏沙明较容易出现停药反应，其中帕罗西汀的发生率最高。遵从医嘱，缓慢撤药能在很大程度上避免这种不适感。

以下是这一节的核心内容提要，你可以参考本节内容，试着回答以下问题。

● 临床上常用的抗抑郁药种类有哪些？

_____

_____

_____

● 抗抑郁药起效的时间、维持治疗的时长和停药需要注意些什么？

_____

_____

_____

抗抑郁药治疗是一个过程。初始用药、逐渐加量、起效/调整药物、症状改善、巩固治疗，整个过程可能需要数月甚至数年的时间。期间和医生充分沟通所有你所关心的信息，建立良好的医患联盟，增加治疗依从性，是取得良好治疗效果的关键。

除了抗抑郁药，这些药也很常用

关于青少年抑郁的治疗，尽管药物和心理治疗的联合使用被认为是最有效的方法，但在急性期治疗中，仍有30% ～ 40%的患者疗效不佳。这就意味着某些情况下需要联合其他药物治疗，尤其是在青少年情绪波动大，伴有明显的情绪不稳、易激惹，属于难治性病例，或共病其他精神障碍时。因此，除了抗抑郁药，青少年抑郁的治疗还需要其他药物的"协作"，包括心境稳定剂、抗焦虑药和抗精神病药。

以下将简单介绍"助攻"药物。

（一）心境稳定剂

心境稳定剂是一类主要用于治疗情感障碍的药物，包括锂盐、抗癫痫药物如丙戊酸盐和拉莫三嗪等。循证医学表明，心境稳定剂可以有效缓解青少年抑郁症状，稳定情绪，减少自杀行为的发生。

下面介绍常用的心境稳定剂：

1. 碳酸锂

碳酸锂是最早被用于治疗双相障碍的心境稳定剂，也被广泛用于治疗抑郁症、焦虑症和其他情感障碍。在治疗青少年抑郁方面，碳酸锂可以有效缓解症状，减少自杀和自伤行为，以及预防疾病复发。对于单一使用抗抑郁药疗效不佳者，合并碳酸锂可以增加疗效，因此碳酸锂被称为抑郁症治疗中的增效剂。但是，锂盐的使用中有一点需要注意，就是要进行血药浓度监测。因为太低的浓度没有效果，而浓度太高容易出现不良反应。现有数据表明，在碳酸锂用作抗抑郁药的增效治疗中，0.5 ～ 0.8 mmol/L 范围内的血清锂浓度是合适浓度。

2. 丙戊酸盐

丙戊酸盐是一种抗癫痫药物，具有抑制神经元放电和兴奋的作用。在治疗青少年抑郁方面，丙戊酸盐有一定的增效作用，可以有效缓解症状，促进功能恢复。其疗效与碳酸锂相仿，对于明显情绪不稳、快速循环波动及对碳酸锂反应不佳或不能耐受者是较为理想的替换药物。

3. 拉莫三嗪

拉莫三嗪是新一代抗癫痫药物，具有较好的安全性和耐受性。可用于治疗青少年情绪障碍、双相情感障碍快速循环型和双相情感障碍抑郁发作，以及预防双相抑郁的复发，亦可作为难治性抑郁的增效剂。

（二）抗焦虑药

抗焦虑药是一类主要用于减轻焦虑、紧张、恐惧，稳定情绪，兼有镇静、催眠、抗惊厥作用的药物。抗焦虑药可以帮助缓解焦虑情绪，对于同时伴有焦虑症状或共病焦虑症的青少年抑郁患者，常常需要抗焦虑药来辅助治疗。

常用的抗焦虑药包括以下几种：

1. 苯二氮䓬类药物

这是最常见的一类抗焦虑药，也即我们常说的镇静催眠药，主要有抗焦虑、镇静和催眠作用。此外，这类药物还有抗惊厥和肌松作用。临床上常用的有氯硝西泮、地西泮、艾司唑仑、阿普唑仑、劳拉西泮、奥沙西泮等。苯二氮䓬类药物安全性好、起效快，治疗第一周即可见明显疗效。一般情况下，持续性焦虑以地西泮较适宜，可间断或在必要时用药，如为发作性焦虑，可使用奥沙西泮和劳拉西泮。艾司唑仑和阿普唑仑也都可用于抗焦虑和抗惊恐。

苯二氮䓬类药物的不良反应相对较小，但对青少年而言，使用时必须注意成瘾性问题。这类药物通常半衰期越短者，成瘾性越强。因此，若需要联合使用，要注意使用的剂量、时长、频次等，并定期进行评估，适时减量和停用。

2. 阿扎哌隆类药物

阿扎哌隆类药物是新一代抗焦虑药，以丁螺环酮和坦度螺酮为代表。丁螺环酮可有效治疗伴有精神和躯体性焦虑症状的广泛性焦虑症，且此药本身就有一定的抗抑郁作用。坦度螺酮可改善焦虑状态及原发性高血压、消化性溃疡等躯体疾病伴发的焦虑状态。

阿扎哌隆类药物不良反应较少（主要是头晕、头痛、恶心、呕吐及胃肠功能紊乱），药物耐受性好，但是起效较慢，抗焦虑作用弱于苯二氮䓬类药物。可以作为苯二氮䓬类药物的替代品，改善苯二氮䓬类药物在减药和撤药期间的躯体和情绪症状。

（三）抗精神病药物

抗精神病药与抗抑郁药联用治疗，不仅能改善部分抑郁患者伴有的幻觉、妄想等精神病性症状，同时也可以作为改善抑郁症状的增效剂，提高抗抑郁药的治疗效果。此外，这些药物还能缓解抑郁患者的某些症状，如睡眠障碍、食欲异常与激越症状等。临床上通常使用的是新型抗精神病药。

1. 奥氮平

适用于伴有焦虑、失眠、食欲不振症状的青少年抑郁患者。研究表明，日剂量10～20 mg的奥氮平与氟西汀联用后，对于各类型抑郁包括难治性抑郁均有效。

2. 阿立哌唑

一项有关阿立哌唑治疗儿童青少年抑郁的研究显示，阿立哌唑可以显著缓解患者的抑郁症状，并降低自杀风险。

3. 喹硫平

青少年抑郁的随机双盲对照研究表明，喹硫平联合抗抑郁药治疗青少年抑郁有效率较高。

4. 利培酮

适用于青少年抑郁伴有幻觉、妄想、思维障碍、激越症状时。研究发现，利培酮在有效缓解青少年抑郁症状的同时，对认知能力无负面影响。

总的来说，心境稳定剂、抗焦虑药及新型精神病药在治疗青少年抑郁方面具有一定的作用。但剂量和使用时间需要根据个体情况进行定期评估和调整。医生会根据青少年具体病史和循证医学证据，来权衡药物疗效和副作用，制定个性化的治疗方案。同时，治疗期间，家人需要定期带青少年到门诊随访，完善实验室检查，跟踪观察治疗效果和不良反应，及时调整治疗方案，以达到治疗安全性和有效性的"双赢"。

以下是这一节的核心内容提要，你可以参考本节内容，试着回答以下问题。

● 当孩子反复出现自伤行为，或者情绪波动大、冲动易怒时，该怎么做？

● 如果有证据支持孩子需要联合抗精神病药治疗（如

出现幻觉、妄想等症状），但你又担心药物可能存在不良反应，你会怎么做？

....

....

....

温馨提示

　　临床上，对于抑郁伴有反复自伤、自杀风险、冲动、情绪不稳定及幻觉、妄想、木僵等精神病性症状时，往往需要联合心境稳定剂和/或抗精神病药治疗。这时，父母除了督促孩子服药，还应该与医生建立治疗联盟，主动积极参与整个治疗决策的制定，了解药物治疗的利弊以及可能存在的不良反应和注意事项。要鼓励青少年遵医嘱服药，不随意更改剂量或停药，以免症状加重或反弹。同时，父母需要观察孩子的情绪变化和药物治疗效果，要定期随访评估，及时与医生沟通、调整治疗方案。抑郁症的治疗是一个整体性、综合性的治疗过程，应积极处理多种症状的并存情况，促进全面恢复。

出现不良反应，该如何应对？

孩子得了抑郁症，到医院就诊后，医生开具了处方药物，父母往往会对孩子服药非常担忧，不仅担心药物是不是有效，还担忧服药万一出现不良反应怎么办。本节就来解答父母关心的临床上常用治疗药物不良反应的问题。

（一）常用抗抑郁药的不良反应

1. 选择性5-羟色胺再摄取抑制剂（SSRIs）和5-羟色胺及去甲肾上腺素再摄取抑制剂（SNRIs）

在抗抑郁药中，SSRIs耐受性较好，是治疗的一线药物。常见的不良反应包括嗜睡、体重增加、失眠、焦虑、头晕、头痛、口干、视物模糊、恶心、性功能障碍、皮疹或瘙痒、震颤、便秘和胃部不适等。恶心和镇静更有可能发生于使用帕罗西汀或氟伏沙明，腹泻更常见于使用舍曲林，帕罗西汀引起体重增加较多，焦虑和激越更有可能发生于使用氟西汀或舍曲林时。SSRIs可增加胃酸分泌，从而刺激胃黏膜，因此有可能增加胃溃疡的风险，联合阿司匹林或非甾体类抗炎药使用时会增加这一风险。观察性研究提示，SSRIs会增加消化道出血、脑出血及围手术期出血的风险，但也有高质量的随机研究表明，SSRIs类药物不会引起出血。SSRIs对于心脏的影响主要是可能延长QT间期，其中西酞普兰最为明显，可引起剂量依赖性QTc间期延长。SNRIs不良反应与SSRIs类似，同时可能引起血压升高。

2. 三环类抗抑郁药（TCAs）

TCAs不良反应较多，主要有视物模糊、口干、窦性心动过速、肝功能损害、便秘、排尿困难等。青少年可能会出现口干和便秘，而儿少患者出现视物模糊和尿潴留的概率低于成年人。丙米嗪较容易引起易激惹和暴怒。TCAs有一些心血管系统不良反应，可能导致一些患者出现低血压，以及心电图的异常，如心率加快或者不规则心律、QTc间期延长。

3. MT受体激动剂

阿戈美拉汀可能对肝脏有一定的影响，会引起转氨酶升高，使用前应进行肝功能检查。此药禁用于肝病患者，且须在治疗的第6、12、24周进行肝功能复查。其他常见的不良反应主要包括头晕、失眠、感觉异常、视力模糊、鼻窦炎等。阿戈美拉汀不会引起体重增加、胃肠道不适、心血管毒性或性功能障碍，对这些反应较为敏感的患者可以考虑选择该药。

4. 去甲肾上腺素多巴胺再摄取抑制剂（NDRIs）

临床报告，应用安非他酮时，极少数患者可能出现癫痫发作，发生率可能与剂量相关，在治疗剂量下发生癫痫概率小于2%，只有在剂量大于450 mg/天时会增加癫痫发作风险。其他常见的不良反应包括口干、恶心、失眠、头晕、焦虑、消化不良、鼻窦炎、震颤。另外，使用安非他酮可能出现体重减轻，可以权衡患者体重考虑是否利用这一不良反应。

5. 去甲肾上腺素能/特异性5-羟色胺再摄取抑制剂（NaSSAs）

米氮平常见的不良反应包括口干（比较多见，大概有25%）、嗜睡、镇静、食欲增加、体重增加等。但也可以利用镇静和食欲增加的作用治疗伴有睡眠障碍和食欲不佳的抑郁患者。临床上也发现少数患者服用米氮平后，出现粒细胞缺乏和中性粒细胞减少，但临床上并不常规监测白细胞数量。

6. 与抗抑郁药相关的其他不良反应

（1）5-HT综合征。这是一种少见但严重的不良反应，是因中枢和外周的5-HT受体被过度激活引起的一系列症状。主要临床表现包括：精神状态和行为改变（轻躁狂、激越、意识混乱、定向障碍、酩酊状态）；运动系统功能改变（肌阵挛、肌强直、震颤、反射亢进、踝阵挛、共济失调）；植物神经功能紊乱（发热、恶心、腹泻、头痛、颤抖、脸红、出汗、心动过速、呼吸急促、血压改变、瞳孔散大）。虽然5-HT综合征经常都被描述为包括精神状态改变、自主神经机能亢进和神经肌肉异常的临床三联征，但并非所有患者都会同时存在三种表现。

（2）撤药综合征。在临床中常见，发生率平均为56%。它是一组症状，可以出现在持续使用至少一个月的抗抑郁药突然撤药或者剂量显著减少以后，症状一般在2～4天内出现，并且通常包括特定的感觉、躯体、认知-情感的表现，常常有感觉和躯体症状，包括光闪、"触电"的感觉、恶心，对声音或灯光的过度敏感，也会出现类似于感冒的头痛、乏力、鼻塞等症状。

（3）抗抑郁药与自杀风险。美国食品药品监督管理局2004年发布黑框警告，指出儿童青少年使用包括SSRIs和TCAs等抗抑郁药会增加自杀想法或自杀行为的风险。但由于重度抑郁和自杀之间的关系以及重度抑郁和需要使用抗抑郁药治疗均存在明确关联，因此很难确定抗抑郁药和自杀之间的因果关系。

（二）心境稳定剂的不良反应

1. 碳酸锂

碳酸锂的不良反应与浓度和治疗时长相关。常见的不良反应有轻度胃肠道不适、细微震颤、多饮、多尿等。锂中毒（锂浓度高于1.5 mmol/L）时会出现胃肠道反应（厌食、恶心、腹泻）和中枢神经系统症状（肌无力、嗜睡、共济失调、粗大震颤和肌肉抽搐）。锂浓度大于2 mmol/L时常常发生定向障碍和癫痫发作，可能进展为昏迷，最终导致死亡。长期服用可能出现甲状腺功能低下、肾功能减退等。

2. 丙戊酸盐

丙戊酸盐总体上不良反应较少。常见的有恶心、呕吐、厌食、腹泻等。少数可出现嗜睡、震颤、共济失调、脱发、异常兴奋与烦躁不安等，偶见过敏性皮疹、血小板减少症或血小板凝聚抑制引起异常出血或瘀斑、白细胞减少或中毒性肝损害。女性在20岁之前服用丙戊酸盐，月经紊乱的风险会增加，包括周期延长、月经量少、闭经、多囊卵巢、睾酮升高。

3. 拉莫三嗪

与其他心境稳定剂相比，拉莫三嗪副作用较小，主要有皮疹、共济失调、复视、困倦、无力、呕吐及眼球震颤等。

（三）新型抗精神病药物的不良反应

常见的不良反应包括：体重增加及相关的代谢影响、低血压、镇静、抗胆碱能症状（视物模糊、口干、窦性心动过速、便秘、排尿困难）、高泌乳素血症（泌乳、乳房发育、闭经）、锥体外系症状（手部及腿部抖动、肌张力增高致活动减少或活动过于缓慢、不能静坐、反复走动、激越不安、原地踏步，罕见：眼上翻、颈部僵硬、吐舌、张口困难、身体反弓）、心脏影响（心动过速、心电图异常等）。

罕见但严重的副作用包括：迟发性运动障碍、恶性综合征、癫痫发作、粒细胞缺乏等。

（四）抗焦虑药物的不良反应

苯二氮䓬类药物的不良反应常见疲劳嗜睡，头晕，思考反应速度、认知处理能力、记忆力和表现力暂时下降，顺行性遗忘，长期使用可能会损害认知功能（学习速度、视觉空间能力、处理速度、言语记忆、运动神经的控制/性能和非语言记忆）。长期使用具有成瘾性。丁螺环酮的不良反应主要有头痛（6%）、头晕（12%）、头重脚轻（3%）、精神紧张（5%）、兴奋（2%）。

（五）常见不良反应的管理

1. 抗抑郁药不良反应的管理

（1）一般药物不良反应的管理。恶心、头痛、疲劳、口干、便秘或腹泻是抗抑郁药常见的不良反应，大家需要知道以下的注意事项：

- 可能是一过性反应，也即在短时间内出现一次，后续会逐渐消退，但时间进程因人而异；
- 初始用药时，建议从低剂量开始，餐后服用，观察第一周的不良反应，若不良反应较少且能够耐受，则逐渐增加至治疗剂量；
- 使用药物的前三个月每月做好相关指标的监测，比如肝功能、心电图等，之后可以酌情延长复查时间，必要时根据医生建议调整药物。

（2）SSRIs与出血风险的管理。简而言之，就是"重在预防"。正在接受非甾体类抗炎药（如阿司匹林、对乙酰氨基酚、吲哚美辛、萘普生、萘普酮、双氯芬酸、布洛芬、尼美舒利、罗非昔布、塞来昔布等）治疗，或既往有颅内出血或消化道出血者应尽量避免使用SSRIs。如果无法避免，应该密切监控，并给予有胃保护作用的质子泵抑制剂。

（3）5-HT综合征的管理。一旦考虑5-HT综合征，需要立即停用所有5-HT能药物，予以支持性治疗，如补液、降温、降压、镇静、维持血氧饱和度等。但更为重要的仍然是预防5-HT综合征的发生，降低风险因素，例如避免5-HT能药物合并使用、药物快速加量等。

（4）代谢综合征的管理。有些药物如米氮平常会引起代谢异常，服药期间需定期监测各类代谢指标，采取相应的运动和饮食调整，必要时可辅以降脂或降糖药物。

（5）撤药综合征的管理。除半衰期长的氟西汀外，所有抗抑郁药均需要缓慢减药和停药。停药以后密切监测反应，对撤药反应严重者，需要重新启用原治疗药物，再次减停时须以更缓慢的速度进行。在减停时，需和青少年进行宣教，增加依从性，也可以在停药前，换用氟西汀过渡。

（6）关于青少年使用抗抑郁药与自杀风险的管理。

• 推荐低剂量开始用药，并逐渐增加剂量；

- 最初几周密切监测青少年的临床状况，并限制这些药物使用的持续时间；
- 建议最初四周每周随诊一次，第二个月开始每两周一次，第三个月开始每月一次，但如果期间出现症状加重或功能下降、药物进行了调整或改变、青少年出现自杀想法或行为，则应该提高复诊频率；
- 对自杀的评估需要贯穿治疗的始终。

2. 心境稳定剂不良反应的管理

（1）碳酸锂不良反应的管理。由于锂盐的治疗量和中毒量较接近，应定期对血锂浓度进行监测，帮助调节治疗量及维持量，并且注意不要低盐饮食，注意补充水分避免脱水，以防发生急性中毒。长期使用锂盐需要定期进行血生化随访（至少每六个月监测肾功能、甲状腺功能、血锂浓度），体重也需要监测，必要时降低药量和换用其他心境稳定剂。

（2）丙戊酸盐不良反应的管理。丙戊酸盐的不良反应与剂量相关，当血药浓度大于100 mg/L时，不良反应发生的频率和严重程度都会增加。建议定期监测血药浓度，必要时需要降低药物剂量或换药。

（3）拉莫三嗪不良反应的管理。拉莫三嗪最主要的不良反应是皮疹。在用药初期需要缓慢加量，通常从25 mg/天起始服用2周，之后加至50 mg服用2周，之后每1～2周加量，逐渐增加，密切观察皮肤情况，一旦出现可能是药物引起的皮疹，立即停药，同时到皮肤科会诊。

3. 新型抗精神病药物不良反应的管理

（1）锥体外系不良反应的管理。

- 出现静坐不能症状可以使用普萘洛尔、苯扎托品治疗，或者降低抗精神病药剂量或选择不容易引起锥体外系反应的药物；

- 出现帕金森病症状，建议首先谨慎减药观察有无改善，或换用其他药物，药物治疗改善抗精神病药引起的帕金森病症状有效性依据尚不充分；

- 出现急性肌张力障碍，推荐使用苯扎托品、苯海拉明、苯海索等抗胆碱能药物治疗。

（2）代谢综合征的管理。青少年常见的代谢综合征表现为体重增加，可以通过调整抗精神病药物方案，以及生活方式干预（饮食调整、运动）来管理。服药前后注意每周监测体重变化，每月复查糖脂代谢指标。

（3）高催乳素血症的管理。定期监测催乳素指标，结合临床表现进行干预。必要时，可以服用降低催乳素的药物，如溴隐亭，但使用时需密切关注精神症状的变化。女性可进行妇科治疗。

（4）心血管不良反应的管理。

- 出现QT间期延长，建议换用其他不容易影响QT间期的抗精神病药物；

- 出现直立性低血压，建议药物低剂量起始，并缓慢加量，如果仍存在低血压，可谨慎降低抗精神病药物剂量，依旧无改善时，建议换药；
- 出现心动过速，建议降低抗精神病剂量，避免使用抗胆碱能药物，同时到心内科会诊；
- 部分药物（如奥氮平、喹硫平）使用中可见嗜睡，多在用药初期发生，此时，药物加量需缓慢，尽量睡前用药，服药过程中要避免有危险性的操作活动等。

4. 抗焦虑药物不良反应的管理

（1）苯二氮䓬类药物不良反应的管理。苯二氮䓬类药物在儿童青少年中的使用存在争议，尽可能不使用。若必须使用，尽量使用中长效药物，降低成瘾风险，并注意控制使用时间不超过2周。

（2）丁螺环酮不良反应的管理。其产生的困倦疲劳感会随着时间逐渐减轻消失；如有胃部不适，将药物与餐同服；头痛则可以服用一些止痛药缓解（如布洛芬等）。如果仍然存在不耐受的不良反应，联系医生调整药物或换药。

总而言之，在用药前医生会充分评估抑郁青少年的既往健康情况，告知用药的收益与风险。父母和孩子可以参与决策积极讨论，权衡利弊后使用，以有效增加治疗依从性，使用过程中定期监测血液指标、心电图等。

以下是这一节的核心内容提要，你可以参考本节内容，试着回答以下问题。

● 青少年抑郁治疗中有哪些常见不良反应，该如何应对？

....

....

....

治疗中总会遇到一些不良反应，但若经过评估和权衡，药物治疗仍是改善症状最有效、最必要的治疗方式，请和医生多交流，药物治疗初期密切观察、定期随访，切忌讳疾忌医！治疗是平衡的艺术，我们需要在付出和获益之间寻求最大的"利益平衡"。

抗抑郁药物使用时，还有哪些需要注意的？

（一）与其他躯体疾病药物的合并使用

患有抑郁症的青少年也可能会同时患有其他躯体疾病，并可能使用其他药物。抗抑郁药和其他躯体疾病药物共用时有可能会出现一些有临床意义的相互作用。因此，如果孩子需要同时使用其他药物，家长应及时告知医生，避免使用不当引起药物相互作用。本节中，我们将介绍一些常见的合并用药。

1. 抗抑郁药物+感冒药、解热镇痛药

服用抗抑郁药的孩子出现感冒、咳嗽时，应该避免选择含有右美沙芬成分的药物（如一些止咳糖浆、白加黑等）。短时间内合用非甾体类抗炎药如布洛芬、阿司匹林等药物时，关注孩子有无出血症状，如牙龈出血等，并错开服药时间，必要时调整用药。

2. 抗抑郁药物+抗过敏药

合用抗过敏药时，尽量选择氯雷他定或西替利嗪。苯海拉明会抑制文拉法辛等药物CYP2D6肝酶的代谢，增加血浆抗抑郁药物浓度，出现不良反应。

3. 抗抑郁药物+抗病毒药

需要注意抗病毒药，尤其是现下用得比较多的奈玛特韦片/利托那韦片组合包装（Paxlovid）。此药不得与高度依赖CYP3A酶代谢的药物连用，因为会导致血浆浓度升高而引发严重不良反应。若抗抑郁药要与此药连用，则禁止选用圣·约翰草，可用阿米替林、丙咪嗪、氟西汀、帕罗西汀、舍曲林等药物与之合用，也应密切监测体检指标、不良反应或血药浓度。

4. 抗抑郁药物+抗生素

常用的抗生素如头孢类、阿奇霉素等可以与抗抑郁药联合使用。需要注意的是喹诺酮类药物，如环丙沙星、依诺沙星，可能会增加度洛西汀浓度，而恶唑烷酮类，如利奈唑胺，具有弱单胺氧化酶抑制剂活性，不建议与抗抑郁药合用，以免引起5-HT综合征。

5. 抗抑郁药物+其他内科药物

下面主要介绍抗抑郁药物与降糖药、甲状腺药物和降压药的合用情况。

（1）与降糖药合用。抗抑郁药与降糖药目前没有明显不良药物相互作用，可以正常使用。有报道称，服用阿米替林可能降低胰岛素敏感性，但在临床上并未得到一致性肯定，还需要根据具体的使用情况做好监测。

（2）与甲状腺药物合用。舍曲林与甲状腺功能减退服用的甲状腺素片（如优甲乐）合用时，会减弱甲状腺素片的作用，影响甲状腺激素调整。

（3）与降压药物合用。降压药中β-受体阻滞剂，如普萘洛尔，可能会增加文拉法辛血浆浓度；钙离子通道阻滞剂，如尼卡地平和维拉帕米，会增加左米纳普仑浓度（左米纳普仑目前国内尚未上市）；硝苯地平可能降低抗抑郁药物疗效；另外可乐定、胍法辛的降压作用可能被米氮平抑制。

（二）抗抑郁药的饮食禁忌

"孩子吃药，要不要忌口？"相信家长们都会问这个问题，尤其是在青少年刚开始使用抗抑郁药的时候。对于大多数食物来说，比如油炸、辛辣、"发物"、饮料等，只要适量食用，基本不会对药物效果产生影响。但有一些食物会影响药物效果，甚至引发一些不良反应，下面我们将逐一介绍。

1. 单胺氧化酶抑制剂（MAOIs）服用时的饮食注意

在抗抑郁药中，最容易与食物产生作用的就是MAOIs。服用MAOIs时，若食用富含酪胺类食物，如奶酪、啤酒、酵母等，肠道中的单胺氧化酶会被抑制，削弱肠道等组织对酪胺的降解作用，促使酪胺转化为去甲肾上腺素，导致血压升高，严重的甚至引发高血压危象。

2. 与CYP3A4酶代谢相关的抗抑郁药服用时的饮食注意

有些青少年抗拒吃药，或者觉得药苦，会选择就着饮料或者果汁等饮品服药。这时又需要注意了！西柚汁是日常食物中最常见的CYP3A4酶的抑制剂。CYP3A4是药物代谢最重要的酶之一，涉及非常多的药物代谢途径，例如服用抗抑郁药舍曲林时多喝西柚汁，会减少药物代谢，增加舍曲林的血药浓度，易造成过量，导致不良反应。那保险的做法是什么？就是用清水服药，而且，服药期间尽量少吃西柚、少喝西柚汁，其他柑橘类水果如甜橙、柑橘影响相对较小，还是可以适量食用。

3. 服药期间咖啡等饮食注意

服抗抑郁药期间，不建议喝咖啡，同样，浓茶和店里售卖的奶茶也一样不推荐。因为咖啡中含有咖啡因，可能引起中枢神经系统兴奋，对敏感人群作用更强烈，会导致失眠、焦虑、烦躁等。专家指出，抑郁症患者对咖啡因更敏感，与正常人相比，喝少量咖啡就可能出现焦虑情绪。此外，咖啡因与抗抑郁药之间也会产生相互影响，例如，喝大量咖啡的同时服用SSRIs类药物，会增加5-HT综合征的风险。因此，服药期间，对咖啡之类的饮品，能忍则忍吧。

4. 服用抗抑郁药的时间注意

青少年及其父母往往会有这个疑问——药物应该空腹吃，还是饭后吃？对于SSRIs类药物来讲，它们的吸收不受食物影响，但为了减少药物对胃肠道的刺激，可以选择在饭后服用。SNRIs类药物中，文拉法辛可以餐后服用，但度洛西汀不建议与餐同服，因为食物会减慢度洛西汀的吸收，降低吸收率，影响药物的效果。度洛西汀可以空腹服用，或者在餐后至少两小时服用。曲唑酮适宜在餐中服用，或者餐后立即服用，以增加药物吸收。米氮平片具有镇静作用，因此建议在睡前服用，这样既可以减轻白天的疲劳感，又可以改善夜间睡眠。安非他酮、TCAs 可以餐后服用，减少胃肠道刺激。有一点需要提醒，所有抗抑郁药物都不要咀嚼，应直接吞服。

（三）抗抑郁药与烟草、酒精

"头孢配酒，说走就走"这句话，大家并不陌生。那么，服用抗抑郁药时，能喝酒吗？也有人问："听说吸烟会影响很多药物的疗效，也会影响抗抑郁药吗？"下面我们就一起来聊聊这两个话题。

1. 抗抑郁药与烟草

吸烟与药物的相互作用，主要体现在两方面：一是影响药物代谢；二是影响药理作用。香烟中的尼古丁、多环芳香烃类化合物进入人体后，会对肝脏的代谢酶系统产生影响，促进肝细胞内的药物代谢酶分泌增加，加速药物的降解，从而使血药浓度降低，不能发挥出应有的作用。有数据表明，在服药后半小时内吸烟，药物到达血液的有效成分只有1.5%左右，而不吸烟者药物到达血液的有效成分可达20%以上。

研究发现，明确受吸烟影响的抗抑郁药有文拉法辛、度洛西汀、氟伏沙明、米氮平、曲唑酮、安非他酮，以及三环类抗抑郁药等。吸烟对其他SSRIs类药物的（氟西汀、帕罗西汀、舍曲林、西酞普兰、艾司西酞普兰）血药浓度无明显影响。

对于青少年群体来讲，本身就不提倡使用烟草类产品（包括电子烟），因此，父母要承担起监管责任。如果孩子有吸烟的情况，同时又需要服用上述抗抑郁药，请及时戒烟，并主动告诉医生相关情况。要记住，虽然目前尚不确定烟草对其他类型抗抑郁药是否有影响，但仍不建议在服药期间吸烟。对于吸烟量较大、一时戒烟困难的青少年，和医生充分沟通后可选择血药浓度不受吸烟影响或影响较小的药物。

2. 抗抑郁药与酒精

酒精对于抗抑郁药的影响就更加明显了。因为"眼球艺术"的带动，心情不好时，青少年会学着成人或影视作品的情节"借酒消愁"。需要注意的是，酒精除了对于身体和大脑都处在发育期的青少年会产生负面效应外，还会对服用抗抑郁药治疗的青少年抑郁者产生更大的危害。

首先，饮酒与抑郁症之间存在双向关系。虽然酒精给人的直接影响似乎往往是愉悦和放松的，但其最终药理作用是抑制大脑的神经活动。同时，酒精会干扰睡眠，加剧情绪问题。专家认为，与普通人相比，抑郁症患者酒精滥用的风险会明显增加。

其次，酒精与抗抑郁药之间存在相互作用。它们会在体内代谢系统中竞争。由于这种竞争存在，体内抗抑郁药和酒精的水平可能高于单独使用其中任何一种物质时的水平。随着代谢系统中浓度的提高，两者的潜在不良反应就可能会增加。比如，氟伏沙明、舍曲林、米氮平、三环类药物等与酒精合用会加强酒精对中枢的抑制，甚至会增加运动系统损害的风险。服用安非他酮时，大量饮酒可能会增加癫痫发作风险。MAOIs类药物与酒精相互作用会使血压上升，有较大的危险性。因此，服药期间禁止饮酒！

以下是这一节的核心内容提要，你可以参考本节内容，试着回答以下问题。

- 正在服用抗抑郁药的青少年将要开始服用其他药物，为了降低风险，最重要的是做到什么？

- 服用抗抑郁药期间，需要注意哪些食物？为什么？

● 为什么服用抗抑郁药期间不能"借酒浇愁"，会有
   哪些危险？

温馨
提示

➤ 尽管我们罗列了一些与抗抑郁药物有可能合用的其他躯体疾病药物的注意事项，但是仍然建议在联用药物前，先咨询医生。在医生的指导下合用药物的过程中，要遵医嘱定期随访，做好相关指标和症状的监测。切勿简单粗暴，莽撞行事。

➤ 抗抑郁药服用时的饮食注意事项并不多，但以上罗列的内容请大家务必了解。简单而言，在食物种类和服药时间方面，除了个别食物有禁忌和注意事项外，对大部分食物没有特别的要求。

➤ 抗抑郁药与烟草和酒精会有相互作用，为了使药物发挥应有的药理效应，减少不良反应发生，家人需要配合医生根据青少年个人情况调整用药或者鼓励患者戒烟戒酒。必要时，需要监测血浆药物浓度以为调整用药剂量提供依据及提高用药安全性。谨记：服用药物期间，安全第一位。

中医也能治疗抑郁？

"西医治疗抑郁，药物不良反应大，长辈推荐中医治疗，我应该听他们的吗？"在临床上，经常会听到家长朋友如此询问。本节将介绍抑郁的中医诊疗。

（一）中医学对抑郁症的认识

中医学对抑郁症认识较早。在古代文献中虽然没有抑郁症这个疾病名，但是与抑郁症的病因、症状、治疗等方面相关的记载却相当丰富。

在中医学中，主要将抑郁归为情志疾病的范畴。早在春秋战国时期，古人就已经注意到人的内心忧郁、情绪低落等表现。秦汉时期所著《黄帝内经》把情志因素看作导致人体致病的重要原因，有怒伤肝、喜伤心、思伤脾、忧伤肺、恐伤肾等大量情志致病的记载。汉代张仲景所著《伤寒杂病论》提到百合病的症状，与西医学抑郁症的主要症状有相似之处，他还配制出了百合地黄汤治疗百合病。另外，《伤寒杂病论》还提出了"脏躁"（表现为精神忧郁、烦躁不安）、"梅核气"（表现为情绪欠稳定，咽部不适感）等情志疾病，创出甘麦大枣汤和半夏厚朴汤对此进行治疗。这三个方剂在今天仍被众多医家用来治疗抑郁症，经临床验证，确实有较好的疗效。

进入隋唐时期，《外台秘要》中记载了一些治疗方剂，譬如镇心丸、镇心汤等。进入宋代，《黄帝内经》中的七情致病理论仍被尊为经典，甚至是现代医家也多以此解释抑郁症的发病并进行辨证施治。因抑郁症多见失眠、记忆力下降等症状，《太平圣惠方》提到与抑郁症有关的症状"不得睡""精神不守、喜多恐惧，头晕目暗，四肢不利"，治疗以茯神散、酸枣仁丸、人参散等补益心胆、安神宁志。《圣济总录》将许多与抑郁症相关的症状归类于"健忘"，根据不同症状表现辨证论治，应用不同的方药，如"精神恍惚、坐卧不宁"的健忘予以远志丸，"精神不足，健忘，懒语多惊"则予以石英汤，"久怀忧戚，气滞血涩，失志健忘，饮食无味"予以人参煮散。

进入金元时期，朱丹溪首创"六郁"学说，提出气郁、血郁、痰郁、火郁、湿郁、食郁，称为"六郁"。明清时期可以说是"郁证"的鼎盛时期，明代《医学正传》首次提出了"郁证"的病名。在明清时期，各医家除了对抑郁症的药物治疗研究更加深入外，还逐渐开始注重心理治疗的作用。

（二）可以用中医方法治疗抑郁症吗？

答案是可以的，但取决于病情的严重程度。

我们先来说说中西药治疗的特点。在抑郁的治疗中，中药的作用在于舒肝理气、健脾化痰、解郁宁心。西药以控制症状为主，见效快，但具有一定的副作用（肥胖、内分泌紊乱、嗜睡、心血管及肝功能异常、便秘等）。因而，与西药相比，中药往往起效慢、药物温和、不良反应少。

那么哪些患者可以用中医治疗呢？以下两类：第一类，轻度抑郁症者，该类患者可以采用非药物治疗，用中药温和搭配心理治疗能起到比较好的效果；第二类，病情相对稳定者，比如经过治疗，已经处于稳定期的抑郁患者，使用中药进行收尾慢慢调理，可以减轻西药带来的不良反应。但不建议中、重度抑郁症者使用中医治疗。因为中、重度患者需要能够及时有效控制症状的药物，而中药起效慢不能及时控制症状，此时，西药更为合适。但也可以考虑西医为主、中医为辅的形式。

（三）中医治疗抑郁的理念

从改善抑郁症状的角度出发，中医比起西医更强调调畅情志，更重视调理情绪、醒脑开窍、疏肝解郁、调理气血，调整机体的脏腑功能及平衡阴阳。

临床实践当中，的确发现中医对于治疗抑郁症的一些症状有功效。例如对抑郁会带来的失眠症状，就可用中药缓解，而这也成为很多失眠患者的选择。同时国家也在肯定中医的作用，2020年国家卫生健康委等7个部门发布的《关于加强和完善精神专科医疗服务的意见》中提出，发挥中医药防治精神疾病的优势，加强精神专科医院中医科建设。

（四）中医治疗抑郁的一些方法

中医治疗抑郁常用的方法是中医药治疗和针灸、推拿等其他中医治疗法。

1. 中医药治疗抑郁

临床上，治疗抑郁症的中成药常用的有舒肝解郁胶囊、乌灵胶囊、解郁安神颗粒等，常用的中药方剂包括逍遥散、柴胡疏肝散、开心散、半夏厚朴汤、甘麦大枣汤、四逆散、丹栀逍遥散、归脾汤等。因为不良反应较小，儿童和青少年可以选择此类药物。中药经典方剂的随证加减还能改善青少年抑郁的伴随症状，包括消化系统症状（便秘、恶心、腹泻、消化不良、胃肠胀气等）、失眠、健忘等，减轻患者的痛苦。

2. 其他中医疗法治疗抑郁

（1）针灸治疗。针灸治疗轻症抑郁的效果比较理想，可通过调节气血平衡阴阳、调节脏腑、疏通经络来达到效果。专家认为，对早期的抑郁症状，通过针灸治疗再加上心理疏导，能使绝大多数人得到改善。其中，百会、印堂、内关、三阴交、四神从、神门被认为是最常用的穴位。

（2）中医推拿。推拿按摩对于治疗抑郁也有一定作用，尤其可以缓解抑郁引起的不适症状。在按摩时，应掌握好按摩的力度和时长。例如，按摩太阳穴可以改善睡眠，点揉膻中穴可以舒缓郁闷的情绪等。

（3）耳穴贴压。这是一种通过刺激耳穴以平衡阴阳、调理脏腑功能的传统中医护理方法，操作简便，可有效改善睡眠质量。临床可用于抑郁伴失眠症状的青少年。

以下是这一节的核心内容提要，你可以参考本节内容，试着回答以下问题。

● 中医能否治疗抑郁？有哪些注意事项？

_____

_____

● 中医有哪些方法可以治疗抑郁？

_____

_____

在精神心理医学领域，中西医结合的治疗方法正不断发展，逐渐成为一种主流的治疗理念。无论中医还是西医，最主要的作用就是帮助大家改善症状。而且，所有的治疗并不是"独一无二"的，是可以相互兼容，取长补短的。因此，建议大家根据自身的实际情况，结合医生的建议理性选择治疗方法。还是这句话，尊重科学是为了自己更好的明天。

物理治疗的方法有哪些？

物理治疗是一种非药物治疗技术，以各种物理因子（声、光、电、磁等）为主要手段。物理治疗与精神药理学、心理治疗相互补充，成为精神科治疗学的第三块领域。青少年的大脑正处于高速发育的时期，神经可塑性强，物理治疗在青少年抑郁领域具有更大的积极治疗潜力。

在之前的内容里已经提到，青少年抑郁的物理治疗中，使用最多的就是改良电抽搐治疗（MECT）和重复经颅磁刺激（rTMS）。那么，这两种物理治疗到底有什么作用？安全性如何？本节中，我们就一起来了解一下。

（一）电抽搐治疗

1. 电抽搐治疗的原理

自20世纪30年代以来，电抽搐治疗（ECT）被广泛应用于治疗精神疾病。随着现代麻醉技术的进步，麻醉技术也被运用到ECT的治疗中，这增加了ECT的安全性。如今，MECT逐步替代了ECT，并在临床中广泛使用。

ECT的作用机制尚不明确，很多研究结果显示，中枢神经系统在ECT治疗前后的变化可能与其抗抑郁作用、抗精神病等作用有关。

2. 适应证及认知功能的潜在影响

对于青少年抑郁而言，MECT的适应证为：12周岁以上，病情危重、可能危及生命（如自杀倾向或木僵、拒食等），采用其他治疗无效者。医生会根据具体情况确认治疗频次，通常一个疗程的MECT治疗次数为10～12次。

在进行治疗之前，医生会评估青少年使用该治疗的风险和获益，并充分告知本人和家长可能出现的不良反应和风险。作为家长，一开始就同意使用MECT或许是比较艰难的。这可以理解，因为家长不免会担心治疗对青少年生理、心理等方面造成长期的损害。

那么使用MECT确实会有不良反应吗？会。不良反应严重吗？其实不严重。如果有不良反应，可以处理吗？可以。常见的不良反应和处理方法见表3-5。

表3-5　MECT的常见不良反应

不良反应	临床表现	处理方法	可能的持续时长
头痛	轻微头痛	一般无需处理	1～2小时后自行缓解
意识模糊	麻醉苏醒过程中可能会出现烦躁、不安、无目的走动或摸索样动作等	一般无需处理，但需注意安全	0.5～1小时自行缓解

不良反应	临床表现	处理方法	可能的持续时长
胃肠道不适	治疗后有恶心、呕吐等症状	一般无需处理	0.5～1小时自行缓解
呼吸抑制	少见治疗后呼吸无法恢复	加压吸氧等	治疗后数分钟内多能改善
癫痫持续发作	少见治疗后肢体持续痉挛	抗惊厥治疗	视抗惊厥疗效而定
记忆障碍	近记忆影响明显，治疗后记不起治疗前后半小时内的事情	一般无需处理	治疗结束后数月内恢复

（二）重复经颅磁刺激治疗

1. rTMS治疗的原理

rTMS是由巴克尔（Barker）于1985年首创的一种无创性治疗技术。目前，rTMS治疗抑郁的原理研究尚不充分，可能的机制是通过影响深部脑组织如基底核、纹状体、海马、丘脑和边缘叶等局部大脑皮层兴奋性和血流活动，引起脑内神经递质、神经内分泌、细胞因子、神经营养因子及神经可塑性的改变从而发挥作用，同时调节与情感、动机和睡眠觉醒相关的脑区，如纹状体、丘脑和前扣带回等。

2. rTMS对青少年抑郁的疗效

早在2002年，加拿大公共卫生署就批准使用rTMS治疗难治性抑郁症。rTMS作为一种非侵入性神经刺激手段，对于儿童青少年期的大脑可塑性调控更具优势。也有研究证实了rTMS刺激前额叶脑区在青少年抑郁中具有治疗作用。研究者通过对2015—2017年经rTMS干预的抑郁症患者进行回顾性真实世界研究分析发现，经过至少10次rTMS的治疗后，青少年抑郁症状改善和缓解率均显著优于成年人群。

对于具有严重消极意念和自伤、自杀倾向的抑郁患者，采用 θ 短阵快速脉冲刺激（TBS），即优化TMS治疗的模式，具有良好的防自杀效果。近年来的临床实践和研究均发现，采取高密度加速TBS治疗（依据患者耐受性的不同，采取一天3～10次的单侧或双侧TBS治疗），在1～3天内就能达到常规需连续治疗4周的TMS干预的效果，并能快速缓解自杀意念。

3. rTMS治疗频次及安全性

10次rTMS治疗为一个疗程。一次完整的治疗，通常需要2个或2个以上的疗程治疗。常规rTMS的治疗设置是每天1次，每周5次。近来的研究发现，加速治疗，即在3～5天的时间内完成常规4周的20次干预，能起到快速抗抑郁和缓解自杀的作用。

临床上，采用rTMS治疗青少年抑郁时，应当结合年龄、症状群特点等，采取个体化的治疗方案。

和MECT相比，rTMS的不良反应更少，常见的有一过性治疗部位疼痛、头皮麻、头晕等，多数发生在治疗最开始的几次，治疗后休息半小时即可消失，后续治疗可酌情降低刺激强度。罕见不良反应有躁狂及轻躁狂、听力损伤、短暂晕厥等。rTMS一个极罕见也是最严重的不良反应是癫痫发作，目前为止全世界范围内只有十几例报道，予以抗癫痫治疗能缓解。

因为rTMS安全性高，故对绝大部分患者都适用，但对装有心脏起搏器、人工耳蜗、医疗泵者，生命征象不稳定者，颅脑器质性疾病者等，则不适合。

以下是这一节的核心内容提要，你可以参考本节内容，试着回答以下问题。

● 物理治疗在青少年抑郁治疗中重要性如何？

_____

_____

_____

● 根据个体的实际情况，你会与孩子医生商量，选择个体化的物理治疗方案吗？

_____

_____

_____

对于青少年抑郁的治疗，除了药物治疗和心理治疗之外，应重视物理治疗，将其作为整体治疗的一部分，而不仅仅只是增效和辅助治疗的手段。越来越多的研究和临床实践表明，在抑郁的早期就开始物理治疗，能起到更好的抗抑郁疗效，增加抗抑郁药的作用，减少残留症状，改善预后。物理治疗的本质是一种神经调控技术，安全且操作简便，青少年脑发育的特点决定了物理治疗具有更大的治疗效应，不仅可用于抑郁症急性期治疗，也可以用于维持期、巩固期的持久治疗。

科技造福人类。我们共同期待神经影像学研究的深入及神经调控技术的发展能进一步促进物理治疗的精准治疗和个体化治疗。

康复治疗将开辟抑郁治疗的新视角

对于患有抑郁症的青少年来说，除了必要的药物治疗、物理治疗和心理治疗，在生活中辅以康复治疗也是非常重要的。本节中我们将介绍常用的绘画康复治疗、音乐康复治疗、手工康复治疗、心理剧和舞动康复治疗。

（一）绘画康复治疗

绘画康复治疗最早起源于20世纪初美术治疗对患精神病艺术家的研究，如贾斯珀斯（Jaspers）、里斯（Riese）等对凡·高作品的研究。绘画作为情感表达的工具，能够反映人们内在的、潜意识层面的信息，是将潜意识的内容视觉化的过程。人们在绘画创作过程中会不知不觉地把内心深层次的动机、情绪、焦虑、冲突、价值观和愿望等投射在作品上。在创作的过程中，个体可以进一步理清自己的思路，把无形的东西有形化，把抽象的东西具体化。这样就能给治疗师提供足够多的真实信息来为患者分析和治疗。

常见的绘画康复治疗主题包括房树人、自画像、任意画、添加画、曼陀罗等。但要注意，绘画康复治疗不是单纯的绘画"兴趣班"，而是一种康复手段，可以让青少年抑郁者透过绘画的创作过程，利用非语言工具，将混乱的心、不解的感受导入清晰、有趣的状态，将内在压抑的感情与冲突呈现出来，并且在绘画的过程中获得抒解与满足，达到诊断与治疗的效果。

（二）音乐康复治疗

美国天普大学教授布鲁夏博士在他出版的《定义音乐治疗》一书中提到"音乐治疗是一个系统的干预过程，在这个过程中，治疗师运用各种形式的音乐体验，以及在治疗过程中发展起来的、作为治疗动力的治疗关系来帮助治疗对象达到健康的目的"。可见一个成熟的音乐治疗应该是系统的干预过程，具备治疗师、治疗关系、音乐体验等必要条件，以及系统的"评估-计划-干预-评价"全过程。

音乐康复治疗由合格的音乐治疗师与参与者合作，运用音乐或者音乐要素（声音、节奏、旋律与和弦），通过设计的治疗程序，以达到建立和促进交流、交往、学习，调动积极性、自我表达，从而满足身体上、情绪上、心灵上、社会和认知上的需求。音乐治疗的目的是激发潜能，恢复个体机能，以便参与者能够达到身心更好统一，通过预防、复原或者治疗使得生活状态最终得到改善。

其中，节奏训练是常用的音乐治疗方式。对于青少年抑郁者来说，节奏训练可以帮助他们从节奏的再创造中获得乐趣和成就感，在律动中享受音乐的美好，在细微中感受乐趣，从而重拾兴趣感，重获对生活的热情。对抑郁的青少年可采用团体音乐康复治疗，融入音乐心理治疗模式，帮助青少年团体成员交流配合，促进其社会化，满足其归属与交往的需要，提升患者的自知力。节奏训练通常需要一定的场地和设备，主要是音乐治疗室、音乐播放设备、录音设备和打击乐器等。

此外，在对青少年抑郁患者进行这些训练时，还需要注意做基线评估，了解患者的基本水平和学习能力以及个人意愿，然后在进度、难度和形式上进行适当调整。

（三）手工康复治疗

手工康复治疗是一种不受时间、地点限制，既能美化生活又有利于身心健康的活动。治疗通过手、眼、脑协调互动来改善青少年抑郁者的感知力、观察力和创造力，增强协调性。

这类活动可以让青少年释放负面情绪，舒缓焦虑、紧张等不良情绪状态。手工制作过程本身也有冥想的作用，可以帮助参与者进入放松状态，有助于减轻压力，缓解身体上的疼痛和疲劳，从而改善身体和心理健康状况。作品的完成又可以增强青少年的自信心，促进内心的表达，纠正负性认知模式，带来快乐体验。

对青少年而言，手工康复治疗不仅有助于康复，还可以培养他们的兴趣爱好，提高生活质量。通过手工制作，青少年能够表达自我，增强社交能力，建立新的社交网络，从而更多融入社会。在这里，介绍手工珠艺治疗和超轻黏土手工治疗。

1. 手工珠艺治疗

手工珠艺治疗（见图3-5）通过把单个珠子创意组合、色彩搭配，串出自己想要的图形，在"个体–平面–立体"的制作过程中调动了手、眼、脑的有机配合，可培养青少年的空间感和动手能力，提高他们对美的鉴赏能力，并能稳定情绪、提高成就感和进

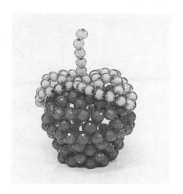

图3-5　串珠手工

取心。而且，在珠子制作的同时，感受珠子的颜色和质地带给自身的心理体验，亦有助于调整心态。

2. 超轻黏土手工治疗

超轻黏土手工治疗是将心理健康作为治疗的依据和目的，以心理治疗来架构活动内容，以黏土制作作为活动形式的一种精神康复治疗。其形式和过程比较灵活，由青少年自由创作，治疗师在一旁适当关注，观察青少年的情绪变化，并引导他们借此进行表达。图3-6为一位年纪较小的患儿的黏土作品，他还给作品写了一个小故事。

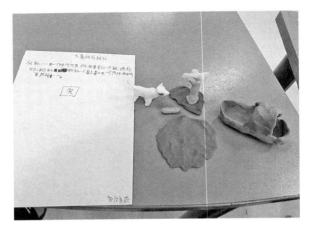

图3-6　黏土手工

（四）心理剧康复治疗

心理剧康复治疗是一种以表演的形式处理心理问题的方法。其治疗过程通常是让团体成员将自己的焦虑或者困惑用情景剧的方式表现出来，治疗师在一旁进行点评，并借此对成员的心理问题进行指导治疗。

治疗的主要技术有：角色扮演、塑造技术、替身技术、镜子技术与角色互换等，利用与生活相似的情景，通过角色扮演等方法，重现当时的心理活动与冲突，使当事人和参与者认识其中的主要问题，共同学习人际交往的技巧、获得处理问题的方法并加以练习。

思考题

以下是这一节的核心内容提要，你可以参考本节内容，试着回答以下问题。

● 抑郁青少年可以从哪些康复治疗中获益？

_____

_____

_____

● 在康复治疗中，你会为孩子选择哪一类？为什么？

_____

_____

_____

温馨提示

　　除了药物、心理和物理治疗之外，康复治疗对青少年抑郁十分必要。借助绘画、音乐、手工、戏剧等艺术形式，青少年可以表达、呈现内在感受，并在这个过程中重建过去的自我。要知道，艺术所传递的信息远比语言丰富得多！

抑郁的同时患有其他疾病，孰轻孰重？

患有抑郁症的青少年，往往存在一定的"共病"。所谓的"共病"是指除了抑郁症之外，同时患有其他疾病或障碍。多种疾病同时存在，就会产生以下问题：共病的问题要紧吗？应当先治疗哪种疾病？哪些是治疗共病的要点？本节我们就来讨论一下。

（一）积极治疗躯体问题，促进抑郁症状的好转

举个例子帮助大家了解。

一个15岁女孩情绪低落、对任何事物失去兴趣，甚至有消极观念，从症状上看似乎是"抑郁症"。当医生打算开处方药物时，却在血常规检查中发现她的血红蛋白指标非常低，也就是存在严重贫血。于是，治疗的重点先放在了如何帮助她改善贫血上。而事实证明，女孩的贫血纠正之后，她的抑郁情绪也随之好转。

从这个案例中，大家能看出什么？是的，女孩的抑郁症

状来自躯体疾病（贫血）。贫血引发了孩子营养不良，继而出现兴趣减退、精力不足等类似于抑郁症的表现。而伴随躯体疾病得到控制，抑郁情绪也明显缓解。

有时，抑郁情绪继发于孩子本身所患的其他疾病，包括神经系统疾病如脑炎、癫痫等，内分泌系统疾病如甲状腺功能紊乱、库欣综合征等，还有包括糖尿病、哮喘等在内的疾病，均可能导致青少年出现睡眠紊乱、食欲下降、精力不济等抑郁症状。不仅如此，随着这些疾病病程的迁延，青少年发生抑郁症的风险也会随之升高，也就是说从"抑郁症状"演变为"抑郁症"。

因此，重视青少年整个身心状态很重要，千万不能"头痛医头"，一听到"抑郁"就只想到"心理治疗"或者"抗抑郁药治疗"。应当听从医生的意见，完善必要的身体检查。如果发现躯体问题，一定要重视并及时处置。治疗应当集中在躯体疾病及有关的诱发因素上，同时予以抗抑郁药和心理治疗。与此同时，还要对青少年进行躯体疾病和抑郁症的心理教育，以增强他们对身体和情绪的掌控感。

同时应当注意，当青少年抑郁情绪非常严重，并出现消极念头的时候，等待躯体问题的好转来带动抑郁情绪好转是不合适的，此时有必要对两种疾病同时进行治疗，也就是多学科联合诊疗。

（二）察觉和处理潜在合并的神经发育障碍

在精神疾病中，注意缺陷多动障碍（ADHD）、孤独症谱系障碍乃至抽动障碍，都可能与抑郁症共病，尤其是ADHD。

研究发现，ADHD的患儿服用治疗ADHD的药物，尤其是哌甲酯，可以减少其之后发生抑郁的可能性。其原因在于药物减少了ADHD会引起的学习困难、同伴关系不良和情绪波动等问题，使孩子与外界的互动变得更容易。以人际为例，减少其好动和冲动行为，能使患ADHD的青少年更容易获得同伴的喜欢和支持，减少其人际关系中受挫败的经历。在学业功能上，药物提高了注意力之后，患ADHD青少年更容易获得积极的学习成就，继发抑郁情绪的可能性也随之减少。由此可见，如果孩子患有ADHD，应及时治疗以免发展为抑郁症。当孩子已经同时表现出ADHD与抑郁症症状时，要优先治疗哪种疾病呢？记住，严重者为先。如果ADHD症状严重，首先进行ADHD的治疗；如果抑郁症状严重，首先进行抑郁症的治疗。

对于共患孤独症谱系障碍的孩子，某些治疗抑郁症的首选药物，可能同时对孤独症谱系障碍的退缩行为、刻板行为及兴趣狭窄等核心症状有积极作用，因此可优先考虑抗抑郁药物治疗。

对于同患抽动障碍和抑郁症的青少年而言，两种疾病需要同时关注。对由反复抽动的症状而引起的轻度抑郁问题，主要考虑使用针对抽动障碍的药物，并通过放松、情绪管理等心理治疗的方式改善情绪问题；但是当抑郁症状较重，则需要两种疾病药物的联合治疗。

（三）重视共病的焦虑症和强迫症

焦虑症和强迫症是青少年抑郁最常见的共患疾病。无论青少年抑郁者同时患有的是焦虑症还是强迫症，都需要考虑疾病之间的相互影响和作用。有时一种疾病的持续存在会导致另一种疾病无法痊愈。因此，需要同时重视两者的发展和转归，确定两者的治疗目标，判断是否达到了充分缓解。

心理治疗和SSRIs是抑郁症和焦虑症共同的治疗方式。虽然两者心理治疗的侧重点有不同，但SSRIs可起到"异病同治"的效果。慢性焦虑状态可能会促发抑郁情绪，此时，处理引发焦虑的问题是治疗的关键。当青少年的抑郁症状严重，且同时伴有急性或者慢性的焦虑发作，这种发作又增加了青少年的迷茫和无力感，那么对两者同时治疗就变得非常重要。

对共病强迫症的治疗同样包括药物治疗和心理治疗，常用的药物主要是抗抑郁药物。对于难治性强迫症，联合新型抗精神病药物、心境稳定剂等可以增加药物疗效。建议结合心理教育、认知行为等心理治疗，如此既可提升疗效，又可以起到稳定症状、减少复发和波动的作用。

（四）当联合非自杀性自伤与边缘性人格

抑郁症、非自杀性自伤和边缘性人格三者相互关联又各自独立。

非自杀性自伤，顾名思义就是孩子有自伤行为，但该行为并不是冲着死亡去的。专家认为，非自杀性自伤行为有一部分与抑郁情绪非常有关，例如，不少孩子在情绪低落或者烦躁时，会通过划伤自己发泄情绪。此时，对抑郁本身的治疗，在明显改善抑郁症状的同时，就可使非自杀性自伤的行为明显减少，甚至消失。

当然，非自杀性自伤行为也可能是出于其他原因，例如，从众行为等。但值得重视的是，对该类行为若不加干预，会成为青少年处理情绪的习惯性方法。单纯治疗抑郁并不能同时处理自伤的问题，因为自伤行为更类似于一种行为问题，需要行为调整，让孩子寻找和确定新的行为方式，从"习惯化"当中走出来。

另一个值得关注的问题是，研究发现，边缘性人格可能在青少年阶段出现，并影响个体的行为。边缘性人格成分包括：情绪失调、人际关系失调、行为失调、自我失调等。其中，行为失调就往往以非自杀性自伤为主要表现，而情绪失调时也容易出现抑郁症状。专家认为，对边缘性人格的治疗可以包括心理治疗、药物治疗和其他物理治疗。其中，以心理治疗中的辩证行为治疗最有效。

青少年抑郁可能会出现自伤行为。而自伤行为背后有复杂的原因，抑郁也有可能与边缘性人格共患。以上仅提供一个治疗的大概情况，针对不同的孩子，仍需结合其行为动机等情况进行具体分析，设计个性化的治疗方案。

（五）处理抑郁中的进食和睡眠问题

抑郁发作时，青少年会出现与进食和睡眠相关的问题。

首先需要鉴别这些问题是抑郁继发的，还是独立存在的。如果仅仅是继发于抑郁，或者是抑郁的表现之一，那单纯治疗抑郁即可以改善这些问题，不需要其他治疗。但如果进食和睡眠本身就是独立于抑郁的精神障碍的话，治疗就必须两者兼顾。

进食障碍需要更多专业治疗的支持，需要多学科会诊，如营养科、内分泌科等专科医生的支持。由于进食障碍中的神经性厌食可能涉及生命延续性的保障，因此往往是治疗的基础和重点。对于进食障碍的治疗包括饮食治疗、心理支持、家庭治疗和药物治疗等。若青少年出现危及生命的情况，则需要住院治疗。

睡眠障碍的治疗也有独立的部分。例如在规律昼夜节律方面，日间适量的活动或运动，夜间安静的环境、合适的室温、放松的心情、固定的入睡时间和习惯，都是良好睡眠的保障。

某些抗抑郁药物本身也有改善睡眠的作用，一般并不需要额外服用药物来改善睡眠。只有当抑郁共病严重的睡眠问题时，才需要两者同时治疗。有一些抗焦虑药物，例如苯二氮䓬类，对睡眠障碍也具有积极的治疗效果，但因为涉及成瘾问题，不建议青少年长期使用。

（六）关于自杀风险、物质滥用、双相障碍

在以上所有抑郁共病的治疗当中，都需要考虑到自杀的问题。重度抑郁情绪可能导致个体的自杀行为，这在任何治疗中，都需要首先被重视起来，任何其他的治疗都需要在保全生命的前提下才能开展。因此，如果抑郁症状严重，包括有严重而明确的自杀想法、计划时，要选择快速有效的方式，例如抗抑郁药物、物理治疗，甚至住院治疗等，首先保障生命安全。

物质滥用可能引发抑郁，抑郁的青少年也会选择滥用物质来应对糟糕的情绪。治疗时，同样需要考虑两者的因果关系，以及两种疾病的严重程度，首先治疗症状会严重损害功能的疾病。当两者同时存在且同样严重时，则需要共同治疗。

在对青少年抑郁的随访中，会发现有一部分孩子最终转变为双相情感障碍。一旦明确诊断为双相情感障碍，治疗就以双相治疗为主了。双相情感障碍是生物性因素的疾病，治疗以药物为主，主要使用心境稳定剂来帮助青少年。

以下是这一节的核心内容提要，你可以参考本节内容，试着回答以下问题。

思考题

● 如何考虑抑郁与其他共病问题的因果关系，并开展有效治疗？

● 陪伴孩子就诊的过程中，应当如何和医生沟通，协同识别和处理孩子的共病情况？

温馨提示

共病一直都是精神医学领域难处理的问题之一。困难不仅在于共病识别度低，也和治疗不及时、不到位有关。当抑郁共病躯体疾病或其他精神心理疾病和问题时，需要早期识别，密切关注，遵医嘱积极应对。俗话说"难能可贵"，在处理抑郁的共病时，所有的"难能"都是值得的。

4 | 自助篇

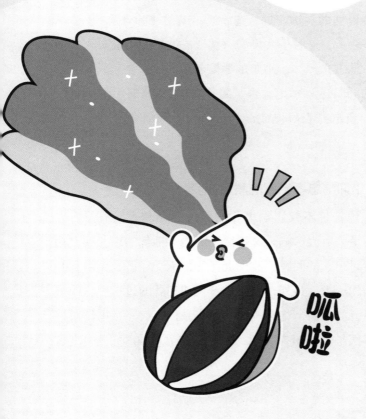

呱啦

照护者的心理健康与心理问题

　　青少年抑郁患者的照护者多为其父母，而此类人群很多正处于事业发展的关键时期，通常"上有老下有小"，生活工作压力已经较大，这时子女患病对其造成的影响可能更大。如果照护者不是患儿父母，比如是学校老师，那么在完成日常教学等工作的同时还要承担教育、陪伴、保护患病孩子的责任，同样可能导致自身心身俱疲，甚至出现一些需要排解的心理问题。

（一）青少年抑郁患者家属的照护体验

　　青少年患抑郁不仅影响患儿的心理健康和生活质量，也会给照护者带来巨大影响。家长往往因为与抑郁的患儿朝夕相处，担负着对患儿的照顾、监护责任等，承受经济、生活和心理等多方面的压力。另外，在与患者长期相处的过程中，照护者难免被患者的负面情绪影响，心理应激程度大。一项针对精神疾病患者照护者的研究显示，重度负担者占40.9%，中度负担者占59.1%。

表4-1　青少年抑郁症患者家属的照护体验和举例

体验	举例
沉重的经济负担	"孩子抑郁症治疗一年多了，中间住过两次院，存款都花光了。""为了更好地照顾休学的孩子，孩子妈妈辞去了安稳高薪的工作，现在家里只靠我一个人的工资来勉强支撑。"
恶化的家庭关系	"孩子生病后抱怨我们从小不关心她，说我们没有资格管她。面对孩子的抱怨和指责，我们觉得对她确实有所亏欠，但也觉得委屈，为了生活自己也很不容易，当时做出的决定也是权衡之后觉得最合适的选择，可给孩子解释她却完全不听。现在我们也做出了努力去改变，也更加关心孩子了，可孩子还是不满意，仍然像个火药桶一样一点就炸。其他家人因为心疼孩子或者照护意见不同，也经常会相互指责，小家、大家庭成员之间矛盾不断。"
繁重的身体负担	"怕孩子趁我们睡着后做傻事，我现在一晚上起来七八次去看他，睡不踏实，白天就感觉特别累，还要工作和操持家务，我感觉精力都耗光了。"
低下的生活质量	"我们没有什么娱乐活动，看电视也是看孩子喜欢的节目，都以孩子为主。"
过大的心理压力	"我们每天都过得小心翼翼的，生怕哪句话说不好又刺激到孩子。""不去上学，也不跟我们说话，每天躺在床上刷手机，我知道她是生病了，但我真的控制不住要生气，更担心她未来要怎么办"。

（二）青少年抑郁照护者的心理状况

亲人患有抑郁症，对照护者来说是比较严重的心理应激，包括得知亲人患抑郁症时的急性心理应激，以及漫长的治疗、反复发作和康复过程带来的慢性心理应激。在照护过程中，照护者会出现一系列负性情绪、躯体化症状、负性认知和应对以及社会适应能力改变等的问题，这些都会严重影响照护者的身心健康和生活质量。照顾质量是影响抑郁症患者预后的重要因素之一，而照护者的心理健康状况又会极大地影响其照顾质量。因此，改善青少年抑郁照护者这一群体的心理健康状况尤为迫切，这不仅关乎照护者的心理健康，也关乎抑郁症患者的预后。

作为照护者，你可能会发现自己：

❖ 对他/她的表现失去耐心

❖ 担心他/她的安全及自杀危机

❖ 担心将来，包括经济问题

❖ 担心精神障碍所带来的标签

❖ 担心能否应付及不知如何寻求帮忙

❖ 担心自己出现社交孤立

❖ 因照顾他/她而感到心力交瘁

研究显示，青少年抑郁照护者的心理健康状况不容乐观。抑郁症患者的一级亲属容易产生焦虑、抑郁等负性情绪。其中，女性亲属的身体和心理健康水平比男性亲属更低，这可能与女性的生理功能、在家庭中承担较重的生活负担、社会地位较低有关。因照护而产生的常见的心理问题包括：

（1）情绪问题。面对患有抑郁症的青少年，照护者们也经历着各种情绪折磨，其中以焦虑、抑郁症状最为突出，有研究显示青少年抑郁照护者焦虑症状的发生率为34.8%，抑郁症状的发生率为41.8%；其中照护者如果是患者的父母，则焦虑症状的发生率可上升到43.4%，抑郁症状的发生率达52.4%。

（2）躯体化症状。抑郁症患者照护者的生理机能问题、躯体疼痛、一般健康状况不良评分均高于国内常模，并易产生疲惫、失眠等健康问题。

（3）社会适应能力改变。由于照护患者会占用大量时间，并可能产生病耻感，照护者们较少参加社会交流，他们大多不愿主动地寻求帮助，人际关系紧张，社会适应能力降低。

此外，很多照护者面对患病孩子时，倾向于采用逃避、幻想、自责等消极的应对方式。他们往往回避孩子的问题，把责任推到别人身上，认为是孩子为了逃避学习或者留在家玩游戏装作心情不好，或者是同学、朋友给孩子造成了不良影响，或者是网络、动漫、游戏的血腥暴力因素影响了孩子，为此想限制孩子的社交和网络使用，并认为是孩子的思想和行为导致了抑郁的产生，觉得只要孩子"转变思想"就好了，埋怨孩子为什么不能阳光一点。

我们更希望照护者能积极应对，即接受孩子生病的现实，面对问题探寻解决办法，如果有困难就求助亲友、医生、老师等可以提供支持的对象。

而如若消极应对，会让抑郁照护者产生过载的心理负担。在孩子确诊初期，一些照护者就会经历"情绪海啸"，体验短期内蜂拥而来的各种情绪。有的家长纠结于为什么自己的孩子会遭遇抑郁，从各方面查找、分析原因，怀疑是不是之前自己做得不够好、对孩子疏于关心才造成这样的结果，内疚自责、自我怀疑，认为自己不是合格的父母。有的家长震惊于自己的孩子怎么会频繁做出伤害自己的行为，担心孩子的身体健康，担心自己监护不利导致孩子自杀，整日提心吊胆、惶恐不安。在抑郁整个治疗过程中，家长也持续承受着过大的心理压力，这会引起压抑、紧张、恐惧、内疚、自责、沮丧、痛苦、愤怒、焦虑、抑郁等各种负性情绪。

（三）照护者心理问题的影响因素

青少年抑郁照护者出现心理问题或者心理问题加重，有多方面的因素。

1. 缺乏相关知识和技能

照护者缺乏抑郁症相关知识，不仅影响对患儿抑郁的诊治，还会损害亲子关系，引发家长不良情绪。

> 小敏近1年经常头晕、头痛、恶心呕吐，尤其是在上学前和周末的晚上。父母带她去了很多医院就诊，做了各种检查都没有发现明显异常。父母觉得小敏是为了逃避上学装病，其实并没有任何问题，所以经常催促甚至逼迫她去上学，造成亲子关系紧张，小敏都不愿意和父母讲话交流。直到最近一次，父母听从内科医生的建议，带小敏来心理科就诊，才知道其实小敏的躯体不适来源于她的情绪问题，小敏已经有一段时间不开心、情绪低落，身体不适了。之后父母觉得自己耽误了小敏的治疗，感到内疚自责，怕孩子因此治不好了，又开始焦虑不安。

有些青少年的抑郁症状表现在躯体而不是情绪上，这些孩子只会诉说躯体的不适，不会告诉别人自己心情不好。这样的情况往往要经过内科医生的诊治才能发现，也要靠必要的身体检查才能诊断，因此家长不必过于自责，要把关注点放在现在和以后的治疗上，稳定住自己的情绪状态，才能更有效地帮助孩子。

2. 疾病的污名化和病耻感

当今社会对精神疾病仍存在不理解和歧视，使家长承担了更多的心理压力，担心患儿今后的学习、工作、婚恋和生活。

　　虽然近年来随着抑郁症相关知识的普及，大家对抑郁症有了越来越多的了解，但不可否认的是，还是会有不少人对抑郁症患者有着这样那样的误解：认为抑郁症就是可怕的"精神病"，会无缘无故伤害别人；认为抑郁症患者是"作""装"，为了吸引别人的注意无病呻吟；认为得了抑郁症就一辈子都治不好了，还会遗传给下一代，所以不应该结婚生子。各种各样的误解使很多家长产生明显的病耻感，不敢承认自己的孩子得了抑郁症，怕自己的孩子以及家人被别人看不起，不能正常生活。但隐瞒病情不仅在实际操作上存在种种困难，也会给家长带来持续不断的心理压力。

　　　　小浩已经在门诊就诊快1年了，一直在服用抗抑郁药治疗，也曾请假不去上学。他母亲一直没有向学校老师及其他任何人说过孩子的病情，平时会把孩子的药放在维生素的瓶子里，生怕被别人发现是治疗抑郁的药，向学校请假时也是假借身体不舒服的名义。她称怕别人知道了会看不起孩子，怕影响孩子以后工作，为此感到压力很大，总是很紧张，头发都白了不少。

　　小浩妈妈的情况具有一定的代表性。有些家长对孩子的病情有着重重顾虑，过于紧张担心，给自己造成过重的精神负担，影响了自己的身心健康。这样也会反过来给孩子带来更大压力，影响孩子的情绪，不利于孩子病情康复。

3. 难以应对患儿的异常行为

与成人抑郁相比，青少年抑郁表现出更多的攻击和消极行为，如抱怨、指责、发脾气、拒绝沟通，容易让家长恼火或无所适从。

小涵小时候跟着奶奶生活，上小学后才和父母生活在一起。近半年小涵总是说自己不开心，不想上学，以前喜欢的画画也放弃了，整天待在自己的房间里躺着，牙也不刷脸也不洗。父母找她谈话时她就抱怨父母从小不关心自己，称父母没有资格管自己，和父母吵架，发脾气时扔东西摔门，说自己出生就是个错误，没有人喜欢自己，活着没有任何意义。面对孩子的抱怨和指责，小涵父母给孩子解释她却完全不听。现在自己也做出了努力去改变，也更加关心孩子了，可孩子还是不满意。因此，小涵父母的情绪也受到影响，在和小涵交流时变得容易发脾气，双方的冲突越来越多。这使小涵父母的挫败感增加，甚至开始自我否定，怀疑自己的能力，变得沮丧。

面对孩子的攻击时家长需要时刻提醒自己：孩子目前处于情绪不稳定的时期，他们的负性情绪影响了他们的思维，使他们看待别人的角度也比较消极，他们这时说的话并不代表真正的想法。家长要稳定自己的情绪，平和状态下再和孩子交流，理智地寻找能够帮助孩子的方法。

4. 个人工作和生活受影响

青少年抑郁病程迁延、复发率高，需要家长投入大量的时间、金钱、精力，这会影响家长正常的工作和生活。

小泽2年前被诊断为抑郁症，拒绝上学，已经休学2年了。家长认为是之前的学校要求太严格，今年给他换了一所更宽松的学校，但是去了3天之后，小泽又不愿去了。他对国内的教育制度有诸多抱怨，称学校的环境就让自己不舒服。父母讨论之后决定让他出国继续学业，但孩子的情况又让人担心，需要有人陪伴，所以准备让母亲去陪读。为此小泽母亲辞去了安稳高薪的工作，开始准备出国事宜。不过与此同时她开始觉得没有安全感，害怕以后在外国自己不能找到工作维持收入，并担心长期分居影响与丈夫的感情。

在孩子确诊抑郁症后，家长难免会出现各种困扰，有对孩子疾病的担心，也有对今后生活的顾虑。这些困扰会以各种形式出现，有情绪上的表现，有行为上的表现，甚至还可能是躯体上的表现，需要及时识别和应对。

思考题

以下是这一节的核心内容提要，你可以参考本节内容，试着回答以下问题。

● 容易出现心理问题的青少年抑郁照护者一般有哪些特征？

_____

_____

_____

● 青少年抑郁照护者出现心理问题的原因有哪些？

_____

_____

_____

温馨提示

青少年抑郁照护者持续不断承受着心理负担，容易产生各种心理问题，尤其是女性。请特别关注孩子的母亲，给予她特别的关爱和支持。

照护相关心理问题的自我觉察

陪伴者疲劳，是很多抑郁症照护者都经历过的。

电影《困在心绪里的儿子》讲述了一个抑郁症患儿的家庭生活故事。

彼得和他的现任妻子艾玛及刚出生不久的孩子过着忙碌的生活，当前妻凯特带着他们心中充满困扰和愤怒的青春期儿子尼古拉斯出现后，一切变得混乱不堪。彼得努力成为一个更好的父亲，用亲密、发自天性的家庭幸福时刻来帮助儿子，但尼古拉斯的状态让这个家庭走上了一条危险的道路……

"我不知道该怎么办了，尼古拉斯，我试着倾听你，试着在身边支持你，试着给你力量和信心，但显然这一切都没有用。"

"你对自己的人生有什么规划？你这样游手好闲，将来会有什么出息？"

"难道我没为你尽心竭力？我为了你跟你妈妈凑合了好多年，我有选择新生活的权利，这是我的人生！"

在儿少心理门诊或住院部，我们时常能看到像影片中的彼得这样愁眉苦脸又无助的家属。尤其在青少年抑郁患者家庭中，当孩子确诊抑郁后，焦虑无力的家长也会崩溃，感觉自己也快抑郁了。

> 很多时候，我们会因为想要帮助对方却无从下手而被无力感吞没。

> 为了照顾对方，付出很多却得不到一句感激的话，有被辜负的委屈和失望。

> 即使我们改变了很多，努力了很久，对方的病情还是会反复发作，压抑和失望也变成了自己生活的底色。

许多研究显示，抑郁症患者的家属是经常被忽略的高危人群，他们的身心负担十分沉重，极易出现多种不良情绪或心理问题。而照护者出现心理问题，不仅会影响其自身的身心健康和社会功能，也会影响其家庭氛围及家庭功能，对家庭造成不良影响，影响患儿的治疗和康复。因此，照护者要重视自身的心理健康，及时疏导自己的不良情绪。而排解压力和不良情绪的第一步，就是学会自我觉察，这是整个情绪管理中最基本也最重要的步骤。当你能够觉察到情绪的存在，才有可能成功地应对、解开它。

（一）自我觉察的概念

自我觉察，就是以第三者的视角观察自己的情绪、行为、个人特质等的状态，体察真实的自己的心理过程。自我觉察就好比是拿着一面镜子来照自己，或者是给自己安装了一个摄像头，从上帝的视角不带批判地观察自己的情绪表象、行为举止、思维活动，以及人际关系的互动表现等，并反观自己的状态变化及其中的原因。很多人会把自我觉察和自我反省搞混。事实上，前者是让你看见真实的自我，倾听内在声音，同时不带评判性地接纳自我；后者是需要你回过头检查自己的错误。

（二）自我觉察的意义

自我觉察开始后，原本下意识、潜意识的内容进入意识中，我们就会给它下"定义"，例如，我现在的情绪是_____、我有_____的想法，我的行为是_____，当我们像这样通过意识对它进行描述时，就会自动赋予其意义、价值，我们需要调整或改变的方向就明确了，自我成长也就下意识地开始了。"自我觉察"有两大功能，一是看见自己，即感知自己当下的情绪、感受，理解自己在做什么、为什么这么做；二是疗愈自己，即通过有意识地选择改变自我评价，走出认知行为困境。

（三）自我觉察的方法

自我觉察并非一种天生的能力，它需要我们放慢节奏、细致地观察，且需要不断地练习来提升。觉察力提升的本质，实际上是对自己注意力的训练和管理，即把注意力有意识地放在观察和思考上面，并保持适时切换和重点关注。以下小练习可以帮助我们进行自我觉察。

1. 自我觉察练习（1）——情绪记录

情绪ABC理论认为，我们对事件（A）的解读或评价（B）决定了我们产生的情绪和行为结果（C），示例见图4-1。然而，在某些情境中，我们通常只感受到了强烈的情绪，并下意识地进行反应，忽略了其背后没有被满足或看见的需求。其实我们可以把情绪拆解为"感受""想法""反应""需求"等几个部分，并通过这些自我觉察、自问自答的方式，更清晰地看到自己的认知-情绪-行为发展过程。

我们可以通过写情绪日记或者简单的情绪记录的方式来进行自我觉察。只需要描述六件事情：事件、感觉、情绪、想法、行为和需求。最好在触发事件发生的当下进行情绪记录，或者在睡前等比较方便的时刻，再次进行回想记录。例如：

- 被家人责怪：肌肉紧绷，呼吸加快；愤怒；"又不是我的错"；出口伤人；得到家人认可。
- 期待落空：胸口疼；失落；"我计划了那么久"；大哭了一场；愿望成真。

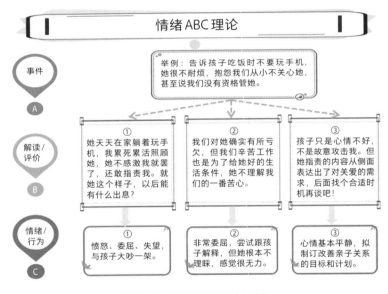

图4-1　情绪ABC理论示例

　　一般通过几周的情绪记录练习，我们就会对自己在何时、哪些场景、何种刺激下会有怎样的反应等自身情绪特点有一个全面的了解。当再次冒出类似的念头、有类似的身体感觉时，我们就可以在第一时间注意到自己的情绪了。

2. 自我觉察练习（2）——呼吸觉察

不知道大家有没有发现，呼吸与我们的情绪或身心状况是紧密关联的：当我们紧张或者难过的时候，呼吸短而浅；当我们放松的时候，呼吸缓而深。呼吸觉察，顾名思义，就是主动去关注自己的呼吸，在一段时间内去用心感受气息进出的流动，不需要刻意拉长或缩短呼吸的长度，只是觉察感受气流不断地进入身体，又有气流从体内缓缓排出。呼吸觉察可以帮助我们对当下的身体和情绪状态有清晰的认识和觉察。具体方法见表4-2。

表4-2　呼吸觉察方法

步骤	内容
练习前准备	呼吸觉察的练习完全没有时间、地点、姿势的限制。可以选择任何一种姿势：站着，坐着，躺着或者走路时。可以在任意一种场景，比如开会前，等红绿灯时，紧张担忧、不开心或安静放松的时候，甚至在与人动态交谈中，都可以进行。
呼吸方式	不需要特定的呼吸方式，比如数息法、腹式呼吸法等。只需让呼吸自然发生，感受呼吸的节奏，让自己的身心都能随着呼吸而松弛下来。
察觉呼吸	可以将注意力集中在呼吸的"某个点"上，比如鼻尖或鼻腔内侧，在一段时间内去用心感受自己的呼吸，感受气息的进与出，包括气流大小、温度、气味、给身体带来的感受，将注意力集中在空气进入和离开身体的整个流程。

步骤	内容
频次时长	可少量多次，从十几、二十几秒开始，当掌握了这样的方法之后，就可以去尝试做1分钟的练习，然后不断地增加练习的时间，慢慢变成1分钟、5分钟、10分钟……
注意事项	在觉察呼吸的过程中走神或者脑海中不断地出现各种想法、场景、事情等，不需要自责或是感到慌张，这是正常的现象。只需要在这些念头出现的时候，做一次深呼吸，缓缓地将注意力重新带回到呼吸上就可以了。

3. 自我觉察练习（3）——身体扫描

就像我们在使用电器前会看说明书，之后会定期检修一样，对于我们构造复杂的身体，同样需要认真关注。如果我们习惯性地忽略或随意对待我们的身体，久而久之，就会积劳成疾、积怨成疾、积郁成疾。身体扫描可以帮助我们了解身体的真正需求，让身和心建立正向连结。在从下到上或从上到下的扫描过程中，让注意力在身上一分分、一寸寸、一个部位一个部位地移动，始终保持觉察。

身体扫描的作用：

❖ 帮助入睡、延长睡眠时长、提高睡眠质量

❖ 帮助放松

❖ 帮助改善情绪，保持心情平静、愉悦

❖ 提高对身体觉察的敏感度

❖ 练习以身体作为锚点来安住身心

❖ 释放蕴藏在身体中的深层压力

❖ 长期练习，缓解慢性非器质性的身体疼痛

❖ 净化身体，使气脉通畅

❖ 提升对自己的接纳度

身体扫描步骤如下：

（1）保持仰卧，双腿略微分开，可屈起膝盖。闭上双眼，如无法保持清醒，亦可睁开。感知身体与地毯或垫子接触部位的感受。

（2）将意识导向左脚脚趾。留意各种感觉，如脚趾之间的接触、脚趾的温度等。然后逐渐转移到左脚的其他部分，从脚底到大脚趾根部，再到脚后跟、脚面、脚的两侧，最后到达脚踝。

（3）将注意力依次转到左腿胫骨、小腿、膝盖和大腿，全神贯注于各个部位，保持1分钟左右，然后移到下一

部位。

（4）完成后将意识由左腿转移到右腿。同样从脚趾开始，顺序为：脚底-大脚趾根部-脚后跟-脚面-脚的两侧-脚踝，胫骨-小腿-膝盖-大腿。

（5）按照同样的方法将意识导引到骨盆区域，按照腹股沟-生殖器-臀部的顺序依次缓缓进行。完毕后，将意识导引到下半身的躯干、腹部与背部。

（6）将注意力集中在胸部和背部，感知呼吸时胸腔起伏的节奏。

（7）导引注意力到左臂，专注于五指，如同之前感知脚趾一般。然后依次转到手掌、手腕、手背和手的两侧。继续上行，沿着小臂-手肘-上臂-左肩的路线导引注意力。右臂采用相同的顺序。

（8）接下来，将注意力集中在颈部与喉部。半分钟后来到嘴巴，感知双唇的触感、湿润度等。用舌尖顶住牙齿与上颚并细细体味。

（9）注意你的眼睛和眼睑——这是感受的另一个重要来源。去感受眨眼的瞬间双眼是否有不同的感受。然后将你的注意力转移到鼻子，在呼吸之间用心去感受。最后，将注意力导引到耳朵、脸颊、鬓角、前额、后脑勺、头顶，并感知头发与皮肤接触的部位。注意前额或面部肌肉是否有紧张感。

孩子生病，对家人和亲友来说，也是一段非常辛苦又煎熬的过程。家属是第一线的照护者，往往也是抑郁症最直接的受害者。因此，照护者可多多进行自我觉察，通过长期的自我觉察，养成习惯，从心智中逐渐培养出一个独立观察员，并不是去观察外面的世界，而是要审视自己的内心；另外，也可通过觉察将自己从根深蒂固的行为模式中解脱出来，开始身心的转变。亲爱的照护者们，当你的家人、孩子或好友身处抑郁深渊时，在给他们提供支持、帮助的同时，请记得：首先，你要照顾好自己！

 以下是这一节的核心内容提要，你可以参考本节内容，试着回答以下问题。

● 在进行自我觉察时，经常会走神或因为忘记顺序而出现中断，此时该怎么办呢？

....

....

....

温馨提示　在感到自己力不从心时，与抑郁患者及时保持适当的距离并不意味着我们冷漠无情，而是承认自己能力有限。可以鼓励患者多和医生、心理咨询师沟通。也可以从专业人士那里获得抑郁症相关的专业知识，学会如何建立陪伴边界，在给到对方最大帮助的同时也要照顾好自己。

照护者自我心理调适

有的照护者可能忙于工作、生活和照顾抑郁的青少年，分身乏术，没有多余的精力再来照顾自己了。这是一个非常危险的状态，耗竭的状态只会让照护者自己也陷入情绪低潮，就更没办法进一步帮助孩子和家庭走出阴霾了。照护者关爱自己是非常重要的，首先是为了自己的身心健康，其次当父母"好好照顾自己"时，他们也会将更多的耐心、精力和热情传递给孩子。因此，照护者要积极地进行心理调适，来保持良好的心理状态。那么，照护者应如何进行心理调适呢？

（一）接纳孩子生病的事实

放开捂住双耳或蒙住双眼的手，我们才能用手给予孩子力量和温暖。只有从心底接纳孩子生病的事实，照护者才可以给予孩子全方位的支持。

（1）从专业人士（医生和心理治疗师）那里了解实际情况。

（2）认识到患上抑郁症不是孩子的选择。患抑郁症不是孩子太脆弱或太矫情，这是一种疾病，和其他疾病一样需要积极治疗。

（3）不要将孩子生病的过错全都归到自己身上或推给别人，如孩子自身、某个同学或老师，或者别的因素，如基因、社会环境、学校环境或教育制度等。抑郁症的成因一般都较为复杂，非单一原因造成。

（4）重新建立或是修复和孩子的关系会是个漫长的过程，但也是极其必要的一步。亲情关系看似牢不可破，但在生病的情况下，大部分患有抑郁症的孩子和照护者的关系并不会那么健康和融洽。照护者可以寻求专业人士的建议，主动去了解如何和孩子建立关系。

（5）和身边所有可提供帮助或负起责任的人共同分担责任。明确自己应该和有能力做的事情，例如日常购物、与医生沟通、做饭、家务、送孩子去进行心理咨询等。

（6）照顾患有抑郁症的孩子就像一场马拉松长跑，最重要的是坚持。如果一开始冲得太猛，付出和退让得太过度，很可能会先耗尽自己的耐心和情绪。在坚持的过程中肯定会遇上困难，要学会向他人求助（可能遇到的问题，如看病挂号、药物是否合适、如果孩子放弃治疗怎么办等）。若是感觉自己把握不好给予孩子帮助和关爱的尺度，可以寻求专业人士的帮助，如心理治疗师和精神科医生等。

（二）做好自我照顾

在照顾孩子的同时也别忘了自身基本需求。

那么，父母该如何调适自己的身心压力呢？这里列出了许多种方法，你可以每种方法都试一试，选择最有效的策略，也可以用当下流行的方式——每天开一个盲盒，盲抽一个数字去尝试对应的方法。重点是尝试去做！

1. 放松的深呼吸

当我们感到紧张时，呼吸会不由自主地加快，这是为了帮助我们的身体准备好应对即将发生的事情。反之，我们也可以通过调整呼吸，让自己的身体慢慢放松下来。"焦虑的头脑无法存在于放松的身体中"，让我们一起来放松身体吧！

放松的呼吸比正常的呼吸更慢更深，普通的呼吸会让我们胸腔扩大、肩膀耸起，而放松呼吸属于腹式呼吸，顾名思义，是将空气深深吸到更低的身体部位。

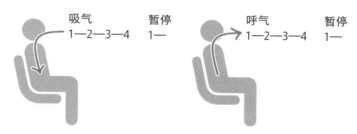

图4-2　放松呼吸示意图

那我们要如何进行放松呼吸呢？

- 找一个地方舒服地坐着或躺着；
- 你可以选择闭上双眼；

- 尝试通过鼻子吸气，用嘴巴吐气；
- 有意识地放慢呼吸，把手放在肚子上，想象肚子里有一只气球，边吸气边在心里默数到4，感受气球慢慢变大，暂停一会儿，然后边呼气边数到4，让肚子里的气球慢慢地瘪下去；
- 注意让自己的呼吸平和、稳定、连续、不急促，找到自己的节奏。

放松的呼吸可以在短短几分钟内帮助你减轻压力，你也可以和孩子或家人一起进行练习。这是一个伟大的终生技能，可以使全家都受益。

2. 花时间在大自然中

研究发现，花时间在大自然中对心理健康有好处。在湖边漫步，在小路上远足，或花时间打理花草，可以帮助你感到休息和放松。如果你没有很多机会到外面去，置身于大自然，你仍然有一些选择：

- 看风景照片可以像置身于大自然中一样使人平静；
- 对住在医院里的病人，如果有一扇可以看到绿地的窗户，康复也会较快；
- 你也可以用一些室内植物将绿色空间带到室内。

3. 听音乐

无论是舒缓的古典音乐，还是摇滚或流行音乐，听音乐都是照顾自己的一个好方法。不一定要留出专门的时间来听音乐，可以在整理家务或者休息间隙听一些你喜欢的歌曲。

4. 加入读书会

参加读书会有以下好处：

- 加入一个可以面对面沟通的读书会，将帮助你保持定期的社会互动；
- 激励你留出时间来阅读；
- 让你每周都有一些期待。

可以参加当地图书馆或社区举办的读书会，也可以自己办读书会：每周召集几个人，可以是同样家有抑郁青少年的家长们，轮流挑选书籍，每周在茶室或线上对书中内容展开讨论。

5. 散步

锻炼对你的头脑和身体均有益。如果没有时间或条件去健身房或进行激烈的锻炼，快步走也是一个很好的自我保健策略。日常之外的身体活动可以帮助你在一天剩余的时间里感到精力充沛。

6. 写感恩日记

研究表明，写感恩日记的人睡眠时间更长，睡眠质量更高。在睡觉之前，记下你所感谢的三件事，可能包括一些简单的事情，如阳光明媚，也可能包括一些大事情，如能够还清债务等。无论哪种事情，记录都可以帮助你保持对生活的热爱。

7. 调动你的感官

当生活忙碌的时候，你很难关注到"当下"。调动你的感官是放松和找到内心平静感的好方法。点燃一支香薰蜡烛，洗个热水澡，听听舒缓的声音，喝些花草茶……这些都是可以调动感官的简单而有效的方法，能够让你从喧嚣中抽身出来。

8. 挤出时间来独处

有些父母发现唯一的独处机会似乎是在洗手间。除了上厕所之外，给自己几分钟的独处时间是很重要的。即使每天只留出5分钟，无论是孩子睡午觉时，还是排队过程中，都要允许自己用一点独处时间给自己充充电。

9. 安排与朋友或家人的相处时间

为即将到来的未来安排一个社交活动，就会让你对生活有所期待（这本身就可以是一个很好的自我调适策略），实际参与社交活动也会给你带来另一种放松。

无论是决定和家人一起去露营，和邻居一起吃午饭，还是和朋友一起做美甲，做一些能帮助你和其他人保持联系的事情吧！

10. 检查待办事项清单

如果你有安排一周工作的习惯，尽量把工作一步一步列出来，每做完一项就在待办清单里勾掉一项。你可能会发现，把事情做完，而不是让那些小事堆积起来，有助于增加掌控感和自信心。

11. 把卧室变成一个安全屋

整理你的房间，铺上一条舒适的床单，并重新做一些装饰；准备一把舒适的椅子来阅读一本好书；或者整理衣柜，这可能会帮助你感到更放松。当你把房间打造成了一个宜人的休闲场所，就可以确保在一天快结束时有一个舒适的地方来放松。

12. 在自己身上花点钱

给自己买件新衣服或理个发，就能让心情变得舒畅。可以从每个月的预算中留出一点钱给自己花，无论哪种方式，好好对待自己是很值得的。

13. 放下手机

刷抖音、逛直播间以及追剧，看似是放松的好方法。但实际恰恰相反，这些活动有时会让我们产生更多的空虚感。而且有研究表明，不带手机进卧室有助于睡眠并且能改善人的心情。

"数字排毒"可以帮助你重新设定一些习惯，这对你的孩子也有好处：

- 每天晚上拔掉你的设备插头一小时；
- 每个月留出一个周末，远离你的手机；
- 制定一个规则，不允许把手机带进卧室。

14. 品尝食物

去品味一盒冰淇淋吧，看看它是什么颜色、什么形状，你闻到了什么味道，嘴唇和舌尖碰到它是什么触感，它尝起来是什么味道，有没有不同的口感，它的回味是怎么样的。又或者是给自己做一杯好喝的饮料，如菊花茶、热巧克力或果汁，你可以和孩子一起做这样的自我调适练习，试着融入当下那一刻。

15. 练习正念

正念课程或简单的日常正念练习可以帮助你变得更有存在感，而获得存在感是充分品味当下发生的事情的关键。与其在脑海中回放昨天发生的事情，或者担心今天晚些时候可能发生的事情，不如品味当下，专注于当下。有许多小程序、公众号和网站可以引导你完成正念的步骤。

照护者要记得一个重要原则：量力而行。若你已经感到特别焦虑、烦躁、悲伤或自责，请考虑为自己寻找合适的心理疗愈场，如个人心理治疗师，抑郁症家庭互助小组，或艺术团体疗愈等。当你感觉事情真的很棘手、无法继续努力下去的时候，一位专业的心理咨询师可以指引你、支持你，帮你意识到自己的力量，感受到自己的能量。一定要记住，你并不需要强撑着，你不需要自己一个人去面对所有事情。

以下是这一节的核心内容提要，你可以参考本节内容，试着回答以下问题。

● 你找到的自我心理调适的方式都有哪些？写得越多越好！

如果你有很好的自我心理调适方式，不妨把它分享给其他人吧！

照护者互助

　　抑郁青少年的家长承受了很多压力。首先，在长期照顾抑郁患儿的过程中，难免会存在照顾上的无力感，面临角色认同难、经济压力沉重、社会互助缺失导致的心理危机；其次，照护者的焦点长期在患儿身上，会忽视与外界的往来互动，造成各方面的情绪、压力得不到宣泄。

　　抑郁青少年的家长时常感到孤独无助。一方面可能身边很少有人能理解自己所承受的压力；另一方面，这类家长也会担心周围人对抑郁青少年存在误解和歧视；又或者怕亲友担心，所以没有可以倾诉交流的对象。另外，家长接触到专业人士的时间也是有限的，很多时候生活中遇到的难题并不能得到专业人士及时的解答。

　　此时，如果能有面临同样问题的人陪伴在身边，一起分担困难、分享经验，将有助于减轻病耻感，获得情感支持。因此建立照护者互助机制，是减轻照护者压力、缓解情绪的重要方式。

（一）照护者互助形式

- 结对。互助形式可以是个别结对，比如和孩子已经走出抑郁的家长结对，获得经验，坚定信心；也可以与同样处境的家长结对，交流治疗过程中的体会，分担心理压力，互相帮助。

- 建立互助团体。家长们还可以建立"互信互助"的团体，进行团体疗愈。

- 线下交流。互助活动可以线下开展，面对面的交流能够拉近人与人的情感距离，更容易引起情感共鸣。

- 线上交流。可以利用便利的网络途径进行线上活动。这种方式不受地理条件的限制，且更易获得帮助。

（二）什么是照护者互助团体？

照护者互助团体，也可以叫作照护者支持团体。青少年抑郁症患者的照护者聚集在一起，相互之间进行经验分享，或者通过邀请心理学与精神病学的资深从业人员进行讲座，达到自助和互助的效果，最终改善个人情绪和家庭氛围，为患者恢复提供更好的康复环境。

（三）照护者互助团体活动原则

- 保密原则：成员加入时都应承诺不把小组活动时成员所说的内容和名字对外传播，不在小组外讨论小组成员的隐私。

- 守时原则：无特殊情况，每次活动按时到达，不迟到早退，不无故缺席。

- 坦诚、互助原则：小组活动时，成员应坦诚、开放、不评判他人、不攻击，互相支持、分享互助资源。

（四）照护者互助团体活动内容

1. 照护者自己组织的小组，可以进行以下活动：

- 分享日常生活中的积极经验。比如：在照护孩子的过程中学会了反省；为了应对孩子的问题增强了夫妻间的沟通；在亲子沟通中看到了赞美的力量；意识到生活中最重要的是亲人的健康；学会了权衡和做取舍等。

- 共同组织或参与一些放松活动。大家一起讨论策划一些令人愉快放松的活动，比如开展集体游戏，共同进行放松训练，一起学习冥想、"正念"减压等心理疏导小技巧等，一起进行宣泄和放松，缓解消极情绪。

- 话题讨论。就共同关注的问题进行探讨，照护者提出自己遇到的一些问题和困难，共同分析原因并商讨相应对策。

- 激励和肯定有积极变化的成员。树立优秀成员为行为榜样，并鼓励其分享经验和心得体会。

- 邀请抑郁青少年参与活动。鼓励照护者和孩子进行积极沟通，增强情感交流，帮助照护者理解孩子的想法和行为，增强家庭成员间的信任感和支持度，提升治疗信心。

2. 有专业人员参与的小组，还可以进行以下活动：

- 开展疾病相关知识讲座或互动解答指导。帮助照护者了解青少年抑郁的病因、影响因素、症状表现、治疗原则、抗抑郁药物必要性、抗抑郁药物的选择、药物的不良反应、服用抗抑郁药物注意事项、心理治疗的选择、心理治疗的疗程和效果、父母对患儿日常管理的注意事项、青少年抑郁的预后等疾病相关知识。

- 予以家庭功能或亲子关系指导。指导照护者学习亲子沟通技能和养育策略，帮助其改善亲子关系，改善家庭氛围。

- 予以应对方式指导。帮助照护者理解思维如何影响情绪，学会识别歪曲的认知和核心信念并进行认知重建，掌握积极的应对方式。

以下是这一节的核心内容提要，你可以参考本节内容，试着回答以下问题。

● 如果照护者有心理困扰，可以通过互助小组获得什么？

温馨
提示

➤ 如果照护者出现焦虑、抑郁，除了尽快到专业机构就诊以外，还可以：

- 寻求亲友和同样处境伙伴的支持和帮助
- 进行放松训练、享受"愉快活动"
- 尝试认知重建和积极的应对方式

➤ 青少年抑郁患者会消耗照护者的心理能量，影响其身心健康。为了更好地照顾孩子，我们需要先关爱好自己，在觉察到自己和家人出现心理问题时，要及时寻求帮助。任何时候我们都不是孤独的，相互支持可以使我们获得疗愈。

附　录

可利用的资源

◆ 全国不同地区心理援助热线

所在地	热线名称	电话号码	工作时间
北京	北京市心理援助热线	800-8101117（座机用户拨打）010-82951332（手机用户拨打）	24小时
上海	上海市心理热线、上海市心理援助热线	021-962525 021-12320-5	24小时
天津	天津市心理援助热线	022-88188858	24小时
河北	河北省心理援助热线	0312-96312	24小时
山西	山西省心理援助热线	0351-8726199	24小时
湖北	武汉市"心心语"心理援助热线	027-85844666	24小时
湖南	长沙市心理援助热线	0731-85501010	24小时
内蒙古	内蒙古自治区心理援助热线	0471-12320-5	24小时

续　表

所在地	热线名称	电话号码	工作时间
辽宁	辽宁省心理援助热线	024-96687 024-73377120	24小时
吉林	长春市心理危机援助热线	0431-89685000 0431-89685333 0431-82708315 0431-12320-6	24小时
黑龙江	黑龙江省心理援助热线	0451-12320-5	24小时
江苏	江苏省心理危机干预热线、南京危机干预中心	025-83712977 025-12320-5	24小时
安徽	安徽省心理危机干预热线	0551-63666903	24小时
福建	福建省心理援助热线	0591-85666661	24小时
山东	山东省心理援助热线	0531-86336666	24小时（国家法定假日休息）
河南	河南省心理援助热线	0373-7095888	24小时
广东	广州市心理援助热线	020-81899120 020-12320-5	24小时
广西	南宁市心理援助热线	0771-3290001	24小时
重庆	重庆市心理援助热线	023-96320-1	24小时

所在地	热线名称	电话号码	工作时间
四川	成都市心理援助热线	028-87577510 028-96008	24小时
贵州	贵州省心理援助热线	0851-88417888	24小时
甘肃	甘肃省心理援助热线	0931-12320-5	24小时
浙江	杭州市心理危机干预热线	0571-85029595	24小时
江西	江西省社会心理服务热线	0792-8338111	24小时
海南	海南省心理援助热线	0898-96363	24小时
云南	昆明市心理援助热线	0871-12320-5	24小时
陕西	陕西省心理援助热线	029-4008960960	24小时
青海	青海省心理援助热线	0971-8140371	24小时
宁夏	宁夏心理援助热线	0951-2160707	24小时
新疆	新疆心理援助热线	0991-3016111	24小时
新疆兵团	石河子市心理援助热线	0993-2851261	24小时

注：上述热线电话更新时间为2024年4月11日，具体情况以相关机构公布为准；热线服务时间可能发生变化，详情可拨打电话咨询。

◆ 上海各区中小学心理健康辅导中心地址与热线电话一览

序号	区心理中心全称	地址	热线电话
1	黄浦区未成年人心理健康辅导中心	斜土路885号综合楼7楼	021-63036588（24小时）
2	徐汇区未成年人心理健康辅导中心	漕东支路95号5楼	021-64642525（24小时）
3	静安区中小学生心理健康教育发展中心	余姚路139号4楼	021-52392751（24小时）
4	普陀区中小学心理健康教育中心	岚皋路75号A100室	4009209087（24小时）
5	长宁区未成年人心理健康辅导中心	华山路1682号	4008216787（24小时）
6	虹口区中小学心理健康教育研究中心	水电路839号辅楼一楼	021-65160361（24小时）
7	杨浦区未成年人心理健康辅导中心	抚顺路340号致和楼四楼	4008209856（24小时）
8	浦东新区青少年心理健康教育发展中心	浦三路385号一楼	4008206235（24小时）
9	闵行区中小学心理健康教育发展中心	紫龙路835号	400-104-1990（24小时）
10	嘉定区未成年人心理健康辅导中心	嘉行公路601号B212室	4008205081（24小时）

序号	区心理中心全称	地址	热线电话
11	宝山区学校心理健康教育发展中心	宝林路29号	4008200535（24小时）
12	奉贤区中小学心理健康教育指导中心	南桥镇菜场路1132号	4009208761（24小时）
13	金山区未成年人心理健康辅导中心	石化新城路307号2楼	4001001890（24小时）
14	松江区未成年人心理健康辅导中心	兴仓路256号	021-67725123（24小时）
15	青浦区学生心理发展辅导中心	公园路301号	4001600525（24小时）
16	崇明区未成年人心理健康辅导中心	城桥镇北门路58-1号	4001001690（24小时）

注：上述辅导中心电话更新时间为2024年4月11日，具体情况以相关机构公布为准；服务时间可能发生变化，详情可拨打电话咨询。

◆ **妇女维权公益服务热线**

　　"12338"妇女维权公益服务热线是由全国妇联设立的全国统一号码、统一规范的妇女维权热线，主要为妇女儿童提供法律、婚姻、家庭、心理、教育等方面的咨询，并受理有关妇女儿童侵权案件的投诉。在全国范围内，拨打"区号+12338"可以获得当地妇联提供的及时有效的维权咨询服务。

◆ 共青团市委下属相关热线

"12355"青少年服务台是共青团中央设立的青少年心理咨询和法律援助热线电话，由各级共青团组织建设和维护。上海青春在线青少年公共服务中心前身为12355上海青少年公共服务平台，中心主管单位为共青团上海市委员会，是面向青少年的综合性、一体化、一站式服务平台。中心开设12355上海青少年服务和权益保护热线，通过12355热线、12355"青小聊"网络咨询服务平台和丰富的线下活动为广大青少年及家长提供心理健康、法律咨询、家庭教育、权益保护、职业发展、创业指导、健康医疗、婚恋交友、公益志愿等十余类综合性项目服务。同时，按照不同时期分重点推出专项服务，如开学指导、考前解压、暑期自护、危机干预等青少年热线专线，开发实施与青少年权益维护和发展相关的各类项目。全天9:00—21:00时段拨打"021+12355"或通过www.sh12355.com在线咨询，可以获得上海市共青团提供的及时有效的咨询服务。

◆ 上海公共法律服务热线

"上海12348公共法律服务热线"是上海市司法局搭建的全市统一的公共法律服务热线，主要是面向广大群众提供法律咨询、行政审批办事和司法考试咨询、上海市监狱管理局狱务公开、上海市戒毒管理局所务公开、上海市社区矫正管理局执法公开。拨打"021+12348"或通过中国法律服务网（http://sh.12348.gov.cn/）在线咨询，可以获得及时有效的法律咨询服务。

◆　微信公众号

可通过公众号查看团体心理治疗招募信息和定期推送的科普文章。如：上海市精神卫生中心、上海交大医学院附属精神卫生中心、北京心理危机研究与干预中心、北京市海淀区心理康复医院、上海市心理咨询与治疗中心、上海精神卫生飘扬的绿丝带、SMHC进食障碍诊治中心（主要针对进食障碍）、简单心理、KnowYourself等。

◆　中国认知行为治疗网站

可登录http://www.cbtchina.com.cn/了解更多心理学常识。

◆　正念音频

可在bilibili或者喜马拉雅听书等软件上以"正念练习"作为关键词搜索，并跟随音频中的指导语进行练习。

常用的工具

一、诊断工具

精神病学的诊断工具一般推荐《精神障碍诊断与统计手册第五版（DSM-5）》和《国际疾病分类第十一次修订本（ICD-11）》。抑郁障碍是一个总体的称谓，根据不同的诊断系统，会有不同的细则和分类。以DSM-5系统为例，在"抑郁障碍"的大类别之下，包括了"破坏性心境失调障碍""重性抑郁障碍""持续性抑郁障碍""经前期烦躁障碍"等。其中"重性抑郁障碍"最符合典型意义上的"抑郁障碍"。而"持续性抑郁障碍"也比较靠近大众认知中的"抑郁障碍"，但可以理解为慢性的、严重程度较轻的抑郁障碍。其中，"重性抑郁障碍"诊断标准如下，仅供参考。

A 在同样的2周时期内，出现5个或以上的下列症状，表现出与先前功能相比不同的变化，其中至少1项是下列的第1条或第2条。

1 几乎每天大部分时间都心境抑郁，既可以是主观的

报告，也可以是他人的观察（对于儿童青少年，可能表现为心境易激惹）

2　几乎每天或每天的大部分时间，对于所有或几乎所有的活动兴趣或乐趣都明显减少

3　在未节食的情况下体重明显减少，或体重增加，或几乎每天食欲都减退或增加

4　几乎每天都失眠或睡眠过多

5　几乎每天都精神运动性激越或迟滞

6　几乎每天都疲劳或精力不足

7　几乎每天都感到自己毫无价值，或过分地、不适当地感到内疚

8　几乎每天都存在思考或注意力集中的能力减退或犹豫不决

9　反复出现死亡的想法，反复出现没有特定计划的自杀观念，或有某种自杀企图，或有某种实施自杀的特定计划

B　这些症状引起有临床意义的痛苦，或导致社交、职业或其他重要功能方面的损害。

C　这些症状不能归因于某种物质的生理效应，或其他躯体疾病。

D　这种重性抑郁障碍发作的出现不能更好地用分裂情感性障碍、精神分裂症、精神分裂样障碍、妄想障碍或

其他特定的或未特定的精神分裂症谱系及其他精神病性障碍来解释。

E 从无躁狂发作或轻躁狂发作。

二、评估工具

使用青少年自我报告和父母观察的心理测量量表也是一种很重要的评估方法。最常用的是宗氏抑郁自评量表（self-rating depression scale, SDS）。SDS是由美国精神科医生William W. K. Zung编制于1965年的自评量表。该量表信度、效度良好，与一些公认的、具有良好信效度的量表具有中、高度相关性。对于青少年来说，SDS操作简便、容易掌握，主要用于评定患者的主观抑郁感受，由青少年自评完成。

SDS含有20个条目，具体如下：

编号	条目	没有或很少有时间	小部分时间	相当多时间	绝大部分或全部时间
1	我觉得闷闷不乐，情绪低沉				
2	我觉得一天之中早晨最好				

续　表

编号	条目	没有或很少有时间	小部分时间	相当多时间	绝大部分或全部时间
3	我一阵阵哭出来或觉得想哭				
4	我晚上睡眠不好				
5	我吃得跟平常一样多				
6	我与异性密切接触时和以往一样感到愉快				
7	我发觉我的体重下降				
8	我有便秘的苦恼				
9	我的心跳比平时快				
10	我无缘无故地感到疲乏				
11	我的头脑跟平常一样清楚				
12	我觉得经常做的事情并没有困难				
13	我觉得不安而平静不下来				

编号	条目	没有或很少有时间	小部分时间	相当多时间	绝大部分或全部时间
14	我对将来抱有希望				
15	我比平常容易生气激动				
16	我觉得作出决定是容易的				
17	我觉得自己是个有用的人，有人需要我				
18	我的生活过得很有意思				
19	我认为如果我死了别人会生活得好些				
20	平常感兴趣的事我仍然感兴趣				

根据最近一星期的实际情况填写，分为正反题，反向包括第2、5、6、11、12、14、16、17、18、20题，评分为4、3、2、1。若为正向评分题，依次评分为1、2、3、4。正向评分和反向评分的结合可以避免青少年随意填写带来的问题。在测试前提醒青少年认真看题，这样出来的结果也更有效。一次评定一般

在10分钟内填完。家长可以根据孩子的评价做出粗略的判断，将所有的得分相加，如果超过41，就可能存在抑郁的问题。

家长可以借助SDS帮助自己了解什么样的症状叫作"抑郁"，也可以利用这张量表作为资料，更加了解孩子的状态，增加谈话内容，促进彼此的沟通。所有的量表仅仅只能作为一个筛查和评估工具，不能代替最终的诊断。我们所有人都有可能在生活的某一个阶段有"抑郁"的情绪，出现抑郁状态，这是正常的。仅仅依靠量表得到的分数来诊断抑郁是不科学的，最终的诊断还是需要由医生来做出。

细心的家长可能会发现，SDS的条目不是全部适合于儿童青少年的个体，在SDS外有一些更适合于儿童青少年阶段的心理量表，包括儿童抑郁问卷（children's depression inventory, CDI），这份量表由成人的贝克抑郁问卷（Beck's depression inventory, BDI）改编而来，共27个条目，内容来自重性抑郁障碍的诊断标准，去除了精神运动性激越和迟滞两个指标，增加了不顺从和躯体忧虑两项症状，使内容更适合于儿童和青少年的特征。同时CDI的内容也容易被儿童青少年理解，适用于年龄在7～17岁的孩子，符合他们的阅读水平和理解能力，一般15分钟内就能完成。

同时推荐"儿童抑郁障碍自评量表"（depression self-rating scale for children, DSRSC）。该量表国内已经有常模，同样由儿童自己填写完成。量表共18个条目，内容简单，容易评估，适合儿童的理解水平，可以用于8～13岁的儿童，一般8岁（三年级）的儿童自主完成量表的填写没有问题。对于一些生僻字可以事先向孩子解释，例如"做噩梦"。

最后，由于抑郁和焦虑的高共病率，对于家长来说，焦虑和抑郁情绪未必那么容易分清。我们这里也推荐一个用于评估焦虑情绪的量表——宗氏焦虑自评量表（self-rating anxiety scale, SAS）。通过这张量表，家长也许更容易区别哪些症状是"抑郁"，哪些是"焦虑"。SAS是由 William W. K. Zung 编制于1971年的自评量表，信度、效度良好。对于青少年来说，SAS同样操作简便、容易掌握，主要用于评定患者的主观焦虑感受，由青少年自评完成。

SAS 含有20个条目，具体如下：

编号	条目	没有或很少有时间	小部分时间	相当多时间	绝大部分或全部时间
1	我觉得比平常容易紧张和着急（焦虑）				
2	我无缘无故地感到害怕（害怕）				
3	我容易心里烦乱或觉得惊恐（惊恐）				

编号	条目	没有或很少有时间	小部分时间	相当多时间	绝大部分或全部时间
4	我觉得我可能将要发疯（发疯感）				
5	我觉得一切都好，也不会发生什么不幸（不幸预感）				
6	我手脚发抖打颤（手足颤抖）				
7	我因为头痛、颈痛和背痛而苦恼（躯体疼痛）				
8	我感觉容易衰弱和疲乏（乏力）				
9	我觉得心平气和，并且容易安静坐着（静坐不能）				
10	我觉得心跳得很快（心悸）				
11	我因为一阵阵头晕而苦恼（头昏）				

续　表

编号	条目	没有或很少有时间	小部分时间	相当多时间	绝大部分或全部时间
12	我有晕倒发作，或觉得要晕倒似的（晕厥感）				
13	我吸气呼气都感到很容易（呼吸困难）				
14	我的手脚麻木和刺痛（手足刺痛）				
15	我因为胃痛和消化不良而苦恼（胃痛，消化不良）				
16	我常常要小便（尿意频数）				
17	我的手脚常常是干燥温暖的（多汗）				
18	我脸红发热（面部潮红）				
19	我容易入睡并且一夜睡得很好（睡眠障碍）				
20	我做噩梦（噩梦）				

根据最近一星期的实际情况填写，分为正反题，反向包括第5、9、13、17、19题，评分为4、3、2、1。若为正向评分题，依次评分为1、2、3、4。在测试前仍需要提醒青少年认真看题，这样会更有效。一次评定一般在10分钟内填完。家长根据孩子的评分做出粗略的判断，将所有的得分相加，如果超过40，就可能存在焦虑的问题。焦虑同样是正常情绪的一部分，而量表仅仅提供线索，最终的判断仍然需要由医生来做出。

三、实操练习

正念（mindfulness）是一种对事物的觉察，强调将注意力专注于某个事物，并留意正在发生着的事情。正念练习是通过一些活动去有意识地练习正念的能力。就像健身"举铁"一样，正念练习也可以让你发展正念的"肌肉"。通过练习，你会发现自己越来越能集中精力去专注在一件事上，并能对自己有更多的控制感，提升生活中的快乐体验，减轻痛苦。

● **正念腹式呼吸**

练习用缓慢的、有节奏的、流动的呼吸来扩张你的腹部，而不是在胸部或者咽喉处浅浅地呼吸。想象一下你的腹部里有一个气球缓慢地充入空气，然后慢慢收缩，再慢慢膨胀，如此反复。

呼吸的频率差不多在每分钟10～12次，所以你需要用大约3秒的时间慢慢吸气，3秒的时间慢慢呼气。用鼻子去吸气和呼气。当你吸气的时候，慢慢地数一、二、三。当你呼气的时候，在心中告诉自己"放松"或"平静"，做完10次后再从1开始。试着把注意力放在自己缓慢的呼吸上。

如果你愿意的话，可以把一只手放在你的腹部，这样你就能感觉到空气缓慢地进入和流出。试着让你的注意力集中在你的呼吸上，让它流动。你的思维可能会游荡，但当你练习得越来越多，就越容易将注意力转移到呼吸上。要有耐心，试着不去评价自己，不需要做任何复杂的事情！

● 专注咀嚼

当你可以慢慢享用零食或者一顿饭的时候，试试这个练习。

在吃东西之前，轻轻地、慢慢地深呼吸三次。闻一闻你要吃的食物，它闻起来像什么？仔细看看，注意它的纹理。它看起来又硬又脆吗？还是又软又稠？或者两者都有？咬一口，慢慢咀嚼，直到食物变成糊状。是甜的还是咸的？咀嚼之后味道会变吗？把食物吞下去，吃东西的时候，你的身体有什么感觉？

● 冥想正念：湖的冥想

让我们花一点时间，让自己尽量舒适，不受打扰地坐着或者躺着，在椅子上、床上或者地板地毯上都可以，放松身体，把注意力温和地放在身体上，放在身体的呼吸上，体验到身体作为一个整体，坐着或者躺着、舒展着、呼吸着。

当你准备好的时候，请温和地看着你脑海里或者眼前所呈现出来的这个湖。它可能是你熟悉的湖，曾经去过的湖，也有可能是你在风景照或网络上见过的湖，还有可能是你想象中的湖。

如果你仔细观察这个湖的话，会注意到这是一个开阔的水域，由地表的一个凹陷所形成，可能有一眼泉或者一条溪流入，它一直在变化，而与此同时它又一直是它自己。当太阳在天空中移动的时候，湖面上会有光影的变化。湖也会因着天气变化而变化，风和日丽的时候湖面像镜子一般直射着几乎一切东西，天空中飘过的云、掠过的飞鸟以及湖周围的树木，有些时候湖面会有涟漪甚至波澜，波光粼粼如同珠宝一样闪着光。在白天里，湖面倒映着天空中移动的太阳，到了晚上则是月亮和星星。当然，湖也会随着季节的变化而变化，冬天里湖可能会结冰，而春天来临时，湖面上可能会漂浮着正在消融的冰雪，湖就是这样从白天到黑夜，穿越四季不停地变化着，但同时它的本质又一直没有改变。

现在让我们邀请湖与我们融为一体，与我们的身体共存，这样我们的身体就变成了湖本身，想象一下，如同凹陷的湖底对湖的接纳那般，以开放和慈悲之心，把所有的注意力放到身体上去感受那份温和的包容和接纳，去觉察到我们的头脑如同湖面，有时平静倒映着一切，有时波澜起伏波光粼粼，试着去感觉光影交错，风霜雨露，四季交替，试着与湖这个整体保持接触，不仅仅是湖的表面，还有湖面下的水。在生活中，哪怕我们面临棘手之事，依然可以寻找到水波之下的那份深深的平静。这份平静存在着，永远可以为我们所触及，在每个瞬间，在每一次呼吸中，我们在这里体验着我们的身体中所发生的变化、呼吸、心跳、脉搏，与此同时观察身心的气候，让觉知包容一切，每个瞬间、每一次呼吸、每时每刻里体验着自身的完好。你也可以在一天的生活中邀请这个湖的意象进入你的脑海，让内心充满爱意和温和的觉知，让这份觉知给你力量和引领。继续专注在这里，保持当下的觉知，包容我们身心的一切如同大地对湖的包容一般，日月星河、树木沙石、风影流动，充满变化、充满活力、充满可能，在此时此刻，在每时每刻。

- ● **生活中的正念**

- 泡茶或咖啡时保持觉察。准备一壶茶或咖啡来招待客人或给自己喝。慢慢地进行每个动作，保持觉察。别让你的某个动作的细节毫无知觉地就过去了：知道你的手提起了壶的把手；知道你正往杯子里倒充满香气的、温暖的茶或咖啡。保持觉察地跟随每个步骤。轻柔地、比以往更深地呼吸。如果你走神了，就集中于你的呼吸。

- 在洗碗时保持觉察。持续地洗碗，仿佛每个碗都是值得注视的对象。想象每个碗都是神圣的。跟随你的呼吸以防止思想不集中。别着急完成工作。把洗碗当成生活里最重要的事情。

- 在慢慢洗澡时保持觉察。允许自己洗一个30 ～ 45分钟的澡，从你准备洗澡水到穿上干净衣服的时刻，一秒也别急，让每一个动作都又轻又慢。注意到每个动作。把注意放在你身体的每个部分，不区别对待，也不要焦虑。觉察到每股经由你身体的水流。当你洗完时，你的头脑将感觉到如身体一般的宁静和轻柔。跟着你的呼吸。想象自己看到了夏日里干净而芬芳的荷花池。
- 随音乐起舞；随着你正在听的音乐一起歌唱；边洗澡边歌唱；仔细倾听别人说的话；去散步，专注于行走。投入地去运动……

通常，在我们感到紧张、焦虑的时候，我们除了情绪上会有相应的感受外，往往还会出现一些身体反应，比如身体紧绷、呼吸急促、心跳加速等等。放松训练就是一种有意去放松自己的身体或心灵的练习。

● 渐进性肌肉放松训练

渐进性肌肉放松训练会对练习放松你的每一块肌肉非常有帮助。当你开始做的时候，请选择一个安静的地方以减少注意力分散，并且确保你有充足的时间。当你因为练习而有所进步，可以在更多不同的地方进行练习，这样当你非常需要的时候就可以随时随地有效地进行放松。

通过练习来提高效率。如果有其他干扰的想法出现，随它们去，然后重新回归你的练习；如果你开始焦虑，就努力集中注意力以调整呼吸（可以是你已经决定好的任意计数的呼吸节奏），把呼吸集中到你的腹部，直到你可以重新回归放松练习。

既然你已经做好准备开始……

（1）把你的身体调整到一个可以使你放松的、舒服的姿势。松开紧身的衣服。躺下或者坐下，让身体的每一部分都不受妨碍，也不要相互支撑。

（2）对于以下列出的身体的每一部分，通过缩紧肌肉来收集紧张。集中注意力感受身体该部分以及周围紧张的感觉。保持紧张的感觉并吸气5～6秒，然后放松并呼出去。

（3）当你放松的时候，在自己脑海里慢慢地说"放松"。

（4）当你放松的时候，花10～15秒钟关注感觉的变化，然后继续对下一部分肌肉进行练习。

记住，配对放松练习是一种技巧。它需要时间来慢慢进步。通过练习，你便会发现它的益处。

（1）手和手腕：双手握拳并把拳头放在手腕上。

（2）小臂和大臂：握拳并向上弯曲两个手臂，直到触碰到肩膀。

（3）肩膀：将两个肩膀向上拉向你的耳朵。

（4）前额：将两根眉毛聚拢，皱你的前额。

（5）眼睛：紧紧闭上你的眼睛。

（6）鼻子和脸颊上半部：揉皱你的鼻子；将上唇和脸颊向眼睛靠拢。

（7）嘴唇和脸颊下半部：双唇压在一起；嘴唇两边向耳朵方向伸展。

（8）舌头和嘴巴：牙齿合拢；舌头顶住上颚。

（9）脖子：将你的头向后靠到椅子、地板或床上，或向前将下巴抵在胸上。

（10）胸部：深呼吸并保持住。

（11）背部：挺胸后仰，将肩胛骨拉在一起。

（12）腹部：收紧腹部。

（13）臀部：收紧臀部。

（14）大腿：腿踢出去；收紧大腿。

（15）小腿：腿踢出去；脚趾点下来。

（16）脚踝：腿踢出去；脚趾点在一起，脚迈出去，绷起脚来。

（17）从16组肌群中的其中一组首先开始。一旦你开始练习，先从中等肌群开始做，然后再练习大型肌群。一旦你擅长做该动作，就立即练习收紧你的整体身体。当收紧你的身体时，你要像一个绷紧的机器人，不要移动。当放松你的整个身体，你就像一个布娃娃——所有的肌肉都放松下来。

（18）一旦你可以放松所有的肌肉，请每天练习3～4次，直到你可以时常快速地放松整个身体。通过练习配对呼吸，以及通过"放松"这个词来放松你的肌肉，最终你应该能够只依靠顺其自然或者默念"放松"这个词来放松自己。

● **冉冉上升的山**

站直，两脚分开，双臂放在身体两侧。感受脚掌踩在地上的感觉。请保持双眼睁开。

想象自己是一座山，耸立于大海之中。你的头就是山顶。

举起双臂，五指分开，让山变得更高。保持这个姿势，像山一样稳固，坚持一会儿。

注意自己心里是否有任何想法或担忧。如果有，就把它们看作一朵朵小浪花，拍打着你的山峰。

吸气，呼气，把浪花吹向远方的海面。看着海面的波涛逐渐平息，直到周围归于平静。

放下双臂，缓缓呼吸，放松下来。你会在一整天中都坚定如山。

● **安全岛**

现在，请你在内心世界里找一找，有没有一个地方，在这里，你能够感受到绝对的安全和舒适。它应该在你的想象世界里，也许它就在你的附近，也可能它离你很远，无论它在这个世界或这个宇宙的什么地方，这个地方只有你一个人能够造访，你也可以随时离开。

如果你想要的话，也可以带上一些你需要的东西陪伴你，比如友善的、可爱的、可以为你提供帮助的东西；你可以给这个地方设置一个你所选择的界限，让你能够单独决定哪些有用的东西允许被带进来。但注意那是一些东西，而不是某些人。真实的人不能被带到这里来。别着急，慢慢考虑，找一找这么一个神奇、安全、惬意的地方。

或许你看见某个画面，或许你感觉到了什么，或许你首先只是在想着这么一个地方；让它出现，无论出现的是什么，就是它啦。

如果在你寻找安全岛的过程中，出现了不舒服的画面或者感受，别太在意这些，而是告诉自己，现在你只是想发现好的、内在的画面，处理不舒服的感受可以等到下次再说。

现在，你只是想找一个只有美好的、使你感到舒服的、有利于你康复的地方。

你可以肯定，有一个这样的地方，你只需要花一点时间，有一点耐心；有时候，要找一个这样的安全岛还有些困难，因为还缺少一些有用的东西。

但你要知道，为找到和装备你内心的安全岛，你可以动用一切你能想到的工具，比如交通工具、日用工具、各种材料，当然还可以使用魔法，总之一切有用的东西你都可以动用，也有能力动用。

当你达到了自己内心的安全岛时，请你环顾左右，看看是否真的感到非常舒服、感到非常安全，这是不是确实是一个可以让自己完全放松的地方，请你用自己的心智检查一下。有一点非常重要，那就是你应该感到完全放松、绝对安全和非常惬意。

请把你的安全岛规划成让你感到完全放松、绝对安全、非常惬意的样子；请你仔细环顾你的安全岛，仔细看看岛上的一切，所有的细节。

你的眼睛看到了什么？你所见到的东西让你感到舒服吗？如果是，就留在那里；如果不是，就变换一下或让它消失，直到你真的觉得很舒服为止。

你能听见什么吗？你感到舒服吗？如果是，就留在那里；如果不是，就变换一下，直到你的耳朵真的觉得很舒服为止。

那里的气温是不是很适宜？如果是，那就这样；如果不是，就调整一下气温，直到你真的觉得很舒服为止。

你能不能闻到什么气味？舒服吗？如果是，就保留原样；如果不是，就变换一下，直到你真的觉得很舒服为止。

如果你在这个属于你的地方还是不能感到非常安全和十分惬意的话，这个地方还应该作哪些调整？请仔细观察，这里还需要些什么，能使你感到更加安全和舒适。

把你的小岛装备好了以后，请你仔细体会，你的身体在这样一个安全的地方，都有哪些感受？你看见了什么？你听见了什么？你闻到了什么？你的皮肤感觉到了什么？你的肌肉有什么感觉？呼吸怎么样？腹部感觉怎么样？请你尽量仔细地体会现在的感受，这样你就知道，到这个地方的感受是什么样的。

如果你在你的小岛上感觉到绝对的安全，就请你用自己的躯体设计一个特殊的姿势或动作，用这个姿势或者动作，你可以随时回到这个安全岛来。以后，只要你一摆出这个姿势或者一做这个动作，它就能帮你在你的想象中迅速地回到这个地方来，并且感觉到舒适。

比如你可以握拳，或者把手摊开，以后当你一做这个姿势或动作时，你就能快速到达自己内在的安全岛。请你带着这个姿势或动作，全身心地体会一下，在这个安全岛的感受有多么美好；撤掉你的这个姿势或动作，平静一下，慢慢地睁开眼睛，回到自己所在的房间，回到现实世界中。

除了放松和正念，也许你也可以尝试着把烦恼暂时抛诸脑后。

● **安全之地**

你需要纸和笔，笔可以是马克笔或蜡笔。把你的烦恼写下来或者画下来。把它放在安全的地方，比如某个特别的盒子或抽屉，这样你就能再次找到它。玩耍、吃饭、睡觉的时候，你都不需要烦恼。如果你已不再为盒子或抽屉里的事烦恼，可以把它扔掉。

参考文献

● **中文专著及期刊**

1. 池孟轩.从脏腑整体观探讨中医药对青少年抑郁症的防治［D］.北京：北京中医药大学，2009.

2. 杜亚松.儿童青少年情绪障碍［M］.北京：人民卫生出版社，2013.

3. 杜亚松.儿童青少年心理健康手册：家长篇［M］.上海：少年儿童出版社，2021.

4. 杜亚松.青少年心理障碍咨询与治疗［M］.北京：北京大学医学出版社，2008.

5. 高天.音乐治疗学基础理论［M］.北京：世界图书出版公司，2007.

6. 霍德杰斯.音乐心理学手册：2版［M］.刘沛，任恺，译.长沙：湖南文艺出版社.2006.

7. 莱恩汉.DBT情绪调节手册［M］.祝卓宏，朱卓影，陈珏，等译.北京：北京联合出版公司，2022.

8. 李凌江，马辛.中国抑郁障碍防治指南（第二版）［M］.北京：中华医学电子音像出版社，2015：45-91.

9. 陆林.沈渔邨精神病学（第6版）［M］.北京：人民卫生出版社，2018.

10. 蒙迪莫，凯利.我的孩子得了抑郁症［M］.陈洁宇，译.上海：

上海社会科学院出版社，2019.

11. 米切尔.折翼的精灵：青少年自伤心理干预与预防［M］.鲁婷，江光荣，译.北京：中国人民大学出版社，2021.

12. 潘攀，傅潇雅，胡少华，等.常见慢性躯体疾病共病抑郁障碍的规范化阶梯治疗选择指导建议［J］.临床精神医学杂志，2022，32（6）：497-501.

13. 齐乐，曹琦棵，杨发辉.儿童青少年抑郁症的预防和应对体系构建［J］.今日教育，2022（6）：17-21.

14. 赛飞，阿德勒，马森.告别情绪性进食的DBT方法［M］.陈珏，朱卓影，译.上海：上海科学技术出版社，2021.

15. 世界精神病学协会.世界精神病学协会（WPA）抑郁障碍教育项目（第3卷）：特殊人群中抑郁障碍与自杀的预防［M］.于欣，司天梅，主译.北京：人民卫生出版社，2011.

16. 苏朝霞，康妍，李建明.青少年抑郁及其相关影响因素研究［J］.中国健康心理学杂志，2011，19（5）：629-631.

17. 吴九伟，王海丽.林氏头皮针疗法［M］.上海：上海交通大学出版社，2011：99-103.

18. 吴歆，刘芳.儿童、青少年抑郁症的诊断和治疗进展［J］.中国儿童保健杂志，2008，80（2）：194-196.

19. 谢斌."600号"青春期家庭训练营［M］.上海：上海科学技术出版社，2022.

20. 杨甫德，崔勇.精神康复：艺术治疗实操手册［M］.北京：人民卫生出版社，2016.

21. 杨小娥.妈妈，请您松松手：危机干预六步法在抑郁症学生危机事件中的应用［J］.中小学心理健康教育，2021（31）：25-29.

22. 张海艳.儿童青少年抑郁症的识别与干预［J］.教育家，2020（48）：52-53.

23. 张丽丽，杨松，张歆玮，等.儿童青少年抑郁症自杀及相关影响因素研究［J］.神经疾病与精神卫生，2021，21（4）：254-258.

24. 张雪琳，董强利，张兰.父母教养方式对青少年抑郁障碍影响的研究进展［J］.精神医学杂志，2022，35（5）：557-560.

25. 朱晓茜.儿童青少年抑郁症非药物治疗进展［J］.大众科技，2022，24（10）：105-108.

26. TAYLOR D, PATON C, KAPUR S. Maudsley精神科处方指南（第12版）［M］.司天梅，主译.北京：人民卫生出版社，2017.

27. RIC M P, BEZCHLIBNYK-BUTLER K Z, JEFFRIES J J.精神科药物临床手册［M］.王化宁，蔡敏，主译.北京：科学出版社，2020.

• 外文专著及期刊

1. BRUSCIA K E. Defining music therapy［M］. 2nd ed. Spring House Books, Barcelona Publishers, 1998.

2. COLE E J, STIMPSON K H, BENTZLEY B S, et al. Stanford accelerated intelligent neuromodulation therapy for treatment-resistant depression［J］. American Journal of Psychiatry, 2020, 177: 716-726.

3. COOK N E, GORRAIZ M. Dialectical behavior therapy for nonsuicidal self-injury and depression among adolescents: preliminary meta-analytic evidence［J］. Child & Adolescent Mental Health, 2016, 21(2): 81-89.

4. CURRY J F, WELLS K C. Striving for effectiveness in the treatment of adolescent depression: cognitive behavior therapy for multisite

community intervention [J]. Cognitive & Behavioral Practice, 2005, 12(2): 177-185.

5. FREITAS C, FARZAN F, PASCUAL-LEONE A. Assessing brain plasticity across the lifespan with transcranial magnetic stimulation: why, how, and what is the ultimate goal? [J]. Frontiers in Neuroscience, 2013, 7(42): 1-17.

6. GUILÉ J M, BOISSEL L, ALAUX-CANTIN S, et al. Borderline personality disorder in adolescents: prevalence, diagnosis, and treatment strategies [J]. Adolescent Health, Medicine and Therapeutics, 2018, 9: 199-210.

7. MAGNUSON K M, CONSTANTINO J N. Characterization of depression in children with autism spectrum disorders [J]. Journal of Developmental & Behavioral Pediatrics, 2011, 32(4): 332-340.

8. MELTON T H, CROARKIN P E, STRAWN J R, et al. Comorbid anxiety and depressive symptoms in children and adolescents: a systematic review and analysis [J]. Journal of Psychiatric Practice, 2016, 22(2): 84-98.

9. MINICHIL W, GETINET W, DERAJEW H, et al. Depression and associated factors among primary caregivers of children and adolescents with mental illness in Addis Ababa, Ethiopia [J]. BMC Psychiatry. 2019, 19(1): 249.

10. MOJTABAI R, OLFSON M, HAN B. National trends in the prevalence and treatment of depression in adolescents and young adults [J]. Pediatrics, 2016, 138(6): e20161878.

11. SANDSTROM A, PERROUD N, ALDA M, et al. Prevalence of

attention-deficit/hyperactivity disorder in people with mood disorders: a systematic review and meta-analysis［J］. Acta Psychiatrica Scandinavica, 2021, 143(5): 380−391.

12. URRILA A S, PAUNIO T, PALOMÄKI E, et al. Sleep in adolescent depression: physiological perspectives［J］. Acta Physiologica, 2015, 213(4): 758−777.

13. VOLKOW N D. The reality of comorbidity: depression and drug abuse［J］. Biological Psychiatry, 2004, 56(10): 714−717.

14. ZHANG T H, ZHU J J, XU L H, et al. Add-on rTMS for the acute treatment of depressive symptoms is probably more effective in adolescents than in adults: evidence from real-world clinical practice ［J］. Brain Stimulation, 2019, 12(1): 103−109.

15. ZHANG Y Y, YANG M, GUO X, et al. Quality of life in family caregivers of adolescents with depression in China: a mixed-method study［J］. Patient Preference and Adherence, 2020(14): 1317−1327.

16. ZHENG K, ABRAHAM C, BRUZZESE J, et al. Longitudinal relationships between depression and chronic illness in adolescents: an integrative review［J］. Journal of Pediatric Health Care, 2020, 34(4): 333−345.

• 网站

1. 美国心理学家协会主页：https://www.apa.org/depression-guideline.
2. 美国帮助指南网站：https://www.HelpGuide.org.